POV

«Paragrafias» es una colección de textos sobre danza y sobre coreógrafos catalanes editada por Comanegra, Mercat de les Flors e Institut del Teatre

Primera edición: mayo del 2025

Dirección de colección: Marc Rosich y Àngels Margarit
Disseño de colección: Editorial Comanegra
Maquetación: Edu Vila
Corrección: Marta Borràs i Jordi Ferré
Impresión: QP Print

ISBN Comanegra: 978-84-10161-61-0
ISBN Diputació de Barcelona: 978-84-10278-35-6
Depósito legal: B 7878-2025

FSC www.fsc.org MIXTO Papel | Apoyando la silvicultura responsable FSC® C146635

Núria Guiu Sagarra

POV

Edición de Ester Vendrell Sales

comanegra

Edicions

MERCAT DE LES FLORS
CASA DE LA DANSA

ÍNDICE

Este libro fue redactado originariamente utilizando el femenino genérico, pero no se ha contemplado en esta edición de acuerdo con las directrices del *Llibre d'estil* de la Diputació de Barcelona y de la *Gramàtica* del Institut d'Estudis Catalans.

A las amigas

PRÓLOGO

Núria Guiu hace antropología con el cuerpo. Vi su espectáculo *Likes* en la Sala Hiroshima y me entusiasmó: me reí mucho con su clase magistral de antropología y me quedé muda en el final agonístico en que se queda desnuda frente al público, todo por un *like*. Nos conocimos después de la función, sentadas de cualquier manera en la entrada del pequeño teatro. Ella quería que el público se quedara para conocer sus reacciones, compartiendo una cerveza; yo le pregunté qué tal le iba en la Universitat Oberta, en la que soy profesora de Antropología. Después, siempre que he podido, he ido a ver sus obras, y tengo que decir que *Cyberexorcismo* me hizo saltar de la silla: ¿cómo había conseguido llevar un grupo de *tiktokers* al escenario? ¿Cómo había podido condensar toda una búsqueda sobre cuerpo, disciplina y poder en un espectáculo colaborativo y a partir de una fuente tan banal como TikTok? Como antropóloga que se adentra en las imbricaciones de las tecnologías digitales en nuestra vida cotidiana, su capacidad de danzar y coreografiar el mundo contemporáneo me dejó sin aliento.

En este libro desentraña el sentido que tiene la danza para los danzantes desde la reflexión y los aprendizajes personales, y nos abre el cajón de las herramientas conceptuales y metodológicas que configuran su búsqueda artística. Según la autora, la danza no se produce ni se inventa; la danza aparece en el movimiento de los cuerpos, casi sin avisar. Esta artista traviesa nos invita a entender la danza y la coreografía como un juego que nos permite cuestionar lo establecido y probar posibles configuraciones: «La danza y la práctica coreográfica habilitan un espacio de relación con el mundo». En este texto, y en su obra, vemos que la danza es el modo que tenemos los seres vivos de hacer y comunicar los mundos que habitamos. Si la danza está en el cuerpo, y «vivir» la danza es lo que la hace única y al mismo tiempo una práctica cultural universal, entonces el secreto radicaría en su banal cotidianidad, en el hecho de no poder fijarla, en su resistencia a la estandardización, que desborda el producto consumible; lo misterioso en la danza sería que todos bailamos. ¿Pueden, los robots, bailar?

Elisenda Ardèvol
Profesora de Antropología Social y Cultural
Universitat Oberta de Cataluña

POV
(o billones de puntos de vista)

***POV* es el título de este volumen de «Paragrafías» que desarrollo en un formato escrito (este libro) y en un formato escénico**. *POV* es el acrónimo de *point of view* en inglés, o 'punto de vista' en castellano. El libro y la *performance* exponen una línea de trabajo coreográfico que he ido desarrollando en los últimos años, la cual pone en relación **cuerpo, imagen, poder y digitalidad.**

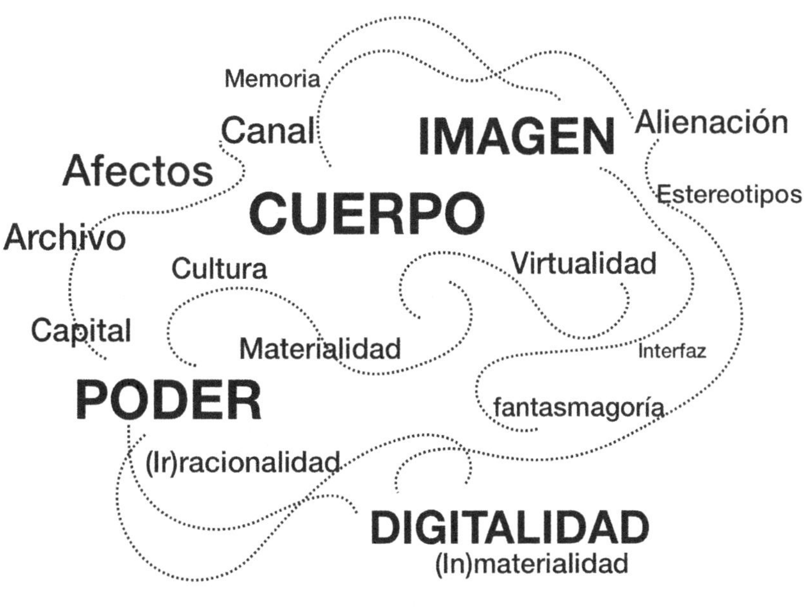

Todo procede de algún lugar, aunque este no sea sinónimo o promesa de ningún origen ni de ningún sello de autenticidad. Un lugar puede ser un contexto, un cuerpo, un nodo, un punto de intersección de historias, afectos, percepciones, intuiciones, fantasías y saberes que explican, inventan, especulan o simplemente dan algún tipo de sentido a lo que hacemos. **Mi interés coreográfico, más allá de un deseo artístico, proviene de un lugar difícilmente rastreable por ningún GPS ni catalogable por ninguna IA. Proviene de una curiosidad, más que de una convicción, que por un conjunto de factores seguramente aleatorios (o no) encontraron una salida a través de la danza.** Mi interés (y tal vez fijación) por la mirada, el ojo y la percepción «en torno a» y «a través de» cuerpo y movimiento proviene de esa nube interrelacional que, más que flotar en el aire, visualizo como unas entrañas.

> *Hacia el año 98, cuando internet empezaba a existir, ya hacía mis búsquedas frente a la luz de la pantalla. Con el cuerpo quieto y la mente corriendo por el ciberespacio, hacía búsquedas sobre física cuántica. Intentaba buscar respuestas a unos hechos muy extraños que durante un tiempo ocurrieron en mi habitación. A la edad de trece años, la ubicuidad utópica de la física cuántica se manifestó en mi habitación a través de objetos personales (especialmente cartas) que aparecían y desaparecían como por arte de magia. Como si fueran escupidas o tragadas por un agujero de gusano, las cartas llegaban siempre del mismo lugar, desde arriba de un armario. Esto sucedió a lo largo de un tiempo durante el que fui interiorizando mi espacio personal y privado como espacio bajo la mirada y la presencia de alguien oculto y omnipresente, un «amigo invisible» que tenía acceso a mi habitación para observarme sin que yo lo viera. Un día de esos en los que aparecían cosas, apareció él. En aquella época,* ***mi habitación y mi cuerpo se convirtieron en un territorio ocupado, bajo vigilancia.***

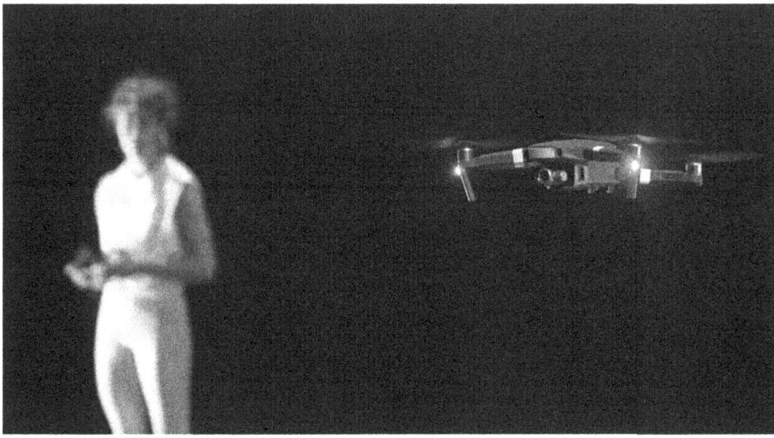

© José Jordan / *Spiritual Boyfriends*. Dansa València, 2021.

Con esta historia no pretendo narrarme en una posición de víctima de la que salí triunfante gracias a la danza, aunque tengo que decir que dedicarse a la danza en la época digital, hiperracional, turbocapitalista y neoliberal es un acto lo bastante heroico como para considerar esta hipótesis. Esta historia tampoco es ninguna base fundacional traumática desde la que más tarde surgiera mi deseo coreográfico. Esta historia es personal y al mismo tiempo dialoga con una historia sociocultural occidental sobre el control de los cuerpos.[1] Cuando hablo de control —del mismo modo que cuando hablo de digitalidad, capitalismo, hiperracionalización o neoliberalismo—, no hablo de ello como algo externo a mí, sino como una experiencia de la que participo, en la que estoy inevitablemente imbuida y en la que, por lo tanto, habito de manera contradictoria y compleja.[2]

1 Especialmente el control del cuerpo femenino. En su libro *La matriz de la raza: genealogía sexual y colonial del pensamiento racial* (2020), Elsa Dorlin explora cómo se ha construido el concepto de raza a lo largo de la historia, vinculándolo con estructuras de poder, género, sexualidad y colonialismo.
2 Eva Illouz llama *crítica pura* a un tipo de crítica que exige un punto de vista total, externo y no relacional. En oposición a este, propone un modelo de

Para mí, bailar y coreografiar fue, durante un tiempo, un instrumento para tomar el control de mi espacio, de mi cuerpo. Tanto para las coreógrafas pioneras de la danza moderna del siglo XX como para los iconos de la cultura pop moderna y contemporánea, el cuerpo, la *performance* y la danza han sido instrumentos para reclamar agencia y autonomía. Ahora bien, las preguntas son siempre las mismas: ¿se están rompiendo estereotipos o se están reforzando?

Bailar y coreografiar ha sido, por un lado, una forma de buscar agencia, de buscar mi propia mirada y punto de vista; de sentirme sujeto. Por otro lado, **esa perspectiva convive con otro tipo de sensibilidad y superpotencia de la danza,[3] que a continuación explico a través de mi voz, tejida con otras voces que dan contexto al problema de llegar a ser sujeto.**

«Varias generaciones feministas han luchado contra la objetualización patriarcal para poder convertirse en sujetos» (Steyerl, 2020, p. 52). Sin embargo, esta búsqueda de la subjetividad a menudo también ha conllevado una separación más fuerte entre el «yo» y el otro. A la objetualización del cuerpo de la mujer se suman otros sistemas de enajenación producidos por discriminaciones raciales y de género, así como dinámicas del mundo capitalista contemporáneo. La actual cultura digital nos recalca esa enajenación en clave de sátira a través de memes que nos dicen de otro modo lo que Pina Bausch ya dijo hace años: «Dance, dance, dance, otherwise we are lost».[4]

---

crítica impura, que es lo que a mí me interesa. Véase su obra *Intimidades congeladas: Las emociones en el capitalismo* (2007).

3 Una superpotencia tal vez más desconocida por las personas que no está tan familiarizadas con la danza contemporánea.

4 Frase de Pina Bausch sobre todo popularizada a través del documental *Pina* (2011), dirigido por Wim Wenders.

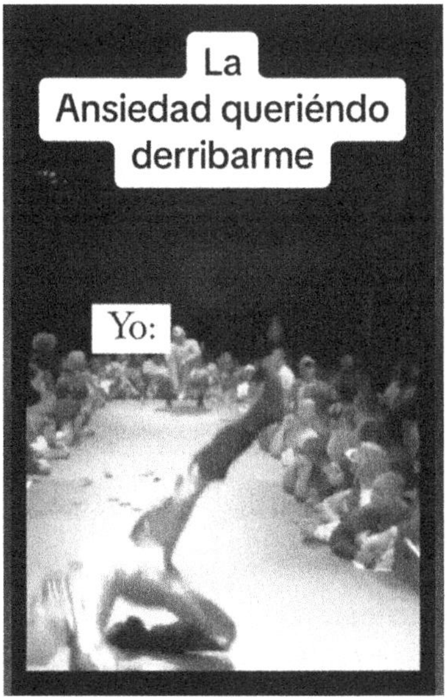

© Vosponele / C Captura de pantalla de un *trend* viral en redes llamado *Pov* en el que se reproduce y se versiona un cierto contenido desde el punto de vista del usuario.

Tengo que aclarar que este ejemplo no pretende vulgarizar la práctica coreográfica de Pina Bausch ni elevar la cultura del meme y la danza en redes sociales más de lo necesario. Simplemente pretende ponerlos en diálogo desde la complejidad, de la misma manera que lo hace el texto inicial, para exponer los cruces, las potencias y las problemáticas que para mí presenta el hecho de bailar y coreografiar, más allá de las etiquetas sobre estilos o géneros de danza.

En este vídeo viral aparecen caídas y resbalones de diferentes personas que, de manera virtuosa y al ritmo de una música enérgica, hacen de cada uno de ellos un espectáculo, una danza, una *performance*. La caída es un paso que se conoce como *death drop* o *dip*, en el que la bailarina se deja caer hacia atrás de un modo dramático y aterriza en una posición de rodilla doblada o con una pierna estirada. Se trata de un movimiento icónico que surgió en el contexto de la cultura *ballroom*, que emergió en las comunidades afroamericanes y latinas LGBTQ+ de Nueva York a mediados del siglo XX. Esta cultura nació como una respuesta a la discriminación y a la exclusión que esas comunidades sufrían tanto en el mundo heteronormativo como en la misma comunidad LGBTQ+ blanca. En este vídeo viral, se reformula la performatividad de una práctica dancística surgida en los años sesenta como símbolo de resistencia, a través de un meme que se sirve de la edición digital, el *collage* de imágenes y texto, para habilitar un cambio de perspectiva entre objeto y sujeto de la acción. A este tipo de meme los usuarios lo llaman *Pov* y propone un cambio de punto de vista entre sujeto (en este caso, inicialmente, la ansiedad) y objeto (inicialmente, «yo») para poner de manifiesto tanto una violencia racial que proviene de los tiempos coloniales como desazones contemporáneas (a menudo características del mundo occidental blanco privilegiado), así como la ansiedad o la depresión. En este caso, como en muchos otros, convertirse en sujeto es una forma de autodefensa frente a una violencia estructural.

Por otra parte, independientemente de la potencia de la danza y del meme como forma de resistencia, en este tipo de tendencia viral (POV), el texto y la imagen apelan al imaginario de un «yo» que lo puede todo. Un «yo» separado del mundo y en oposición al mundo. Un «yo heroico» que a través de la danza encuentra herramientas para la autosuperación, la autorreafirmación, la autosanación y la autorrepresentación. Esta imagen del «yo heroico» a través de la danza, aparte de ser un potente instrumento a la hora de revelar desigualdades y agenciar personas o colectivos marginales, víctimas de violencia o discriminación racial de forma irónica y sarcástica, en cierta medida también refleja y refuerza la narrativa neoliberal de un «yo» que aparece como responsable de su éxito o su fracaso. Es decir, que mostrar una actitud autorresolutiva frente a las inquietudes se valora como éxito en las redes sociales y, por consiguiente, también define el fracaso de los que no se presentan así.

Pero no hay problema para los que fracasan, porque una gran oferta de marcas, terapias, *gadgets*, cursos *online* y demás están dispuestos a ayudarte a superarlo. «Clica y compra bienestar para retomar el control de tu vida.» Tener el control es tomar agencia, es ser sujeto, propuesta que ahora, como casi todo, se ha convertido en un bien de consumo.

La danza ha sido símbolo, según el contexto y el estilo, tanto de control (danza clásica, moderna, contemporánea) como de descontrol, de amenaza al orden establecido o de locura; desde los aquelarres de brujas de la Edad Media, pasando por los cuerpos «poseídos o histéricos» patologizados por la mirada de la ciencia en el siglo XIX, hasta toda una serie de bailes que estuvieron prohibidos en el marco de los siglos XIX y XX, como el vals, el tango, el twist, el can-can, la samba o incluso la sardana.

Si volvemos al vídeo, observamos que la danza se propone como éxtasis frente a la indiferencia, como fuerza frente a la vulnerabilidad, como «locura» frente a la prudencia o a la «normalidad»; es el triunfo frente al fracaso, es la libertad frente a la dependencia. La danza se convierte en el medio a través del cual el yo se colectiviza y se reivindica. Ahora bien, la danza también se convierte en el medio a través del cual el yo se sitúa «frente a».

Así pues, ser sujeto pone de manifiesto la necesidad de generar una oposición para poderte definir (Butler, 2022). A veces, según el contexto, tal y como ocurre con el ejemplo expuesto, definirse es absolutamente necesario, y, al mismo tiempo, definirse a menudo ha sido una estrategia de las estructuras de poder para controlar y categorizar las identidades, para generar la idea de «otro» como peligro, como amenaza o como vulnerable, desviado o «enfermo». ¿A alguien le suena este discurso? El discurso del peligro, de la amenaza, de lo extranjero (del latín *extraneus*, que significa 'externo' o 'fuera de'), de la locura, de la histeria (del griego antiguo *hystera*, que significa 'útero', propio de la mujer). Entonces, si la lucha para ser sujeto conduce inevitablemente a estar sujeto a roles y relaciones de poder, ¿cómo podemos salir de este callejón sin salida?

La danza contemporánea hace otra propuesta al problema de la subjetividad. Bailar implica moverse, mutar, fluir entre

espacios, percepciones, realidades, identidades[5] y subjetividades.[6] ¿Quizá sea también eso lo que expresa el fenómeno POV? ¿Una movilidad entre las etiquetas de objeto y sujeto? ¿Entre control y descontrol? De nuevo, esta propuesta me estimula y a la vez me resulta incómoda, ya que me recuerda que no todo el mundo tiene la posibilidad de moverse, de fluir. Hay quien está inevitablemente forzado a posicionarse; hay personas y colectivos por los que posicionarse firmemente es una necesidad, una forma de autodefensa. Como expresa Elsa Dorlin en su libro *Autodefensa. Una filosofía de la violencia*, las personas oprimidas han sido sistemáticamente desposeídas de la capacidad de defenderse, se las ha convertido en cuerpos «vulnerables» que necesitan protección externa, a menudo brindada por las mismas fuerzas que las oprimen (2020). Dorlin argumenta que este proceso de desposeimiento de la autodefensa es una forma de control y dominación, y en ese sentido propone recuperar la autodefensa para desbaratar estos mecanismos de desposesión, para recuperar el poder de decidir sobre la propia integridad física y existencia, especialmente para aquellas personas que han sido históricamente marginadas o sometidas a la violencia estructural.

---

5 La filosofía *queer* hace esta misma propuesta en torno al *género* y propone una deconstrucción de las identidades fijas a través de la performatividad. El concepto de la performatividad del género fue una propuesta de Judith Butler en su libro *El género en disputa: Feminismo y la subversión de la identidad* (2022), publicado por primera vez en 1990.

6 Las cosmologías indígenas amazónicas comparten una visión del mundo que cuestiona y desafía las categorías tradicionales occidentales de naturaleza, cultura y subjetividad. El perspectivismo amerindio (concepto desarrollado por Eduardo Viveiros de Castro, 2013) explica que estas comunidades parten de una ontología que asume una subjetividad no solo propia de los humanos, sino también de los animales y de los espíritus (o de otras agencias). Es decir, que no hay un sujeto y un objeto, sino una diversidad de perspectivas, de subjetividades, de puntos de vista que dependen del cuerpo de cada ser en relación con el mundo.

Coreografiar y bailar para mí, durante un tiempo y en situaciones específicas, ha sido un posicionamiento, una resistencia. Pero cuando el contexto y la situación me lo han permitido, se ha convertido en una forma de jugar, una forma de habitar los intersticios, de bailar con el mundo y con las nociones de sujeto y objeto, de control y descontrol, de posesión y desposesión.

A lo largo del libro desplegaré ejemplos en los que danza, coreografía y performatividad me han habilitado ese espacio de juego en el que las nociones de poder y libertad han dejado de ser categóricas de un rol o de otro, para ser una cualidad dinámica, en movimiento, en relación. Como muy bien dice Deborah Hay,[7] gran referente de la danza postmoderna de los años sesenta e influente hasta la actualidad, «el cuerpo no sucumbe a la agencia de la bailarina» (Hay, 2000, p. 14). Deborah Hay propone el cuerpo como sujeto artístico, el cuerpo como maestro o nexo con relación a todo lo que lo rodea, en el que «**cincuentaitrés billones de células perciben percibir, todas, a la vez**» (Hay, 2000, p. 24). Hay sitúa el cuerpo y el movimiento, no como vehículo o medio de una historia que ha de ser narrada, sino como sujeto en sí mismo, como experiencia, como materialidad expresiva y afectiva (con capacidad de afectar y ser afectado).

En ese sentido, la mirada, el punto de vista subjetivo ya no es uno, sino que son muchos. Una cámara en cada célula de cada cuerpo que, en una época saturada de imágenes y gobernada por el sentido de la mirada, nos recuerda que el cuerpo no depende solo de ella para ver, para percibir, para conocer, para saber.

---

7 En 2017 me ofrecieron un contracto en la compañía de danza Cullbergbaletten (Suecia). Durante el periodo en que trabajé en la compañía, ensayé una pieza que Deborah Hay había creado un par de años antes (*Figure a Sea*). A pesar de que no he tenido ocasión de conocer en persona a Deborah Hay, tuve la suerte de conocer su práctica y su trabajo a través de esa pieza.

Cuerpo - mundo

Cuando pienso en cuerpo, pienso en un nexo, en un campo de fuerzas, tensiones, experiencias, saberes y afectos. Pienso en una matriz, en una nube, en unes entrañas, en porosidad, en multidireccionalidad, en el cruce de factores sociales, culturales y biológicos. Pienso en un espacio en el que se reproducen, se negocian y se transforman dinámicas de poder e identidad. Pienso en Isaac Asimov y Aldous Huxley. En Donna Haraway, en un píxel, en una célula, en un bit, en un átomo, en una realidad y en una ficción. Pienso en los trillones de puntos de vista de un cuerpo en relación con otro. En ventanas superpuestas, hipervínculos y mensajes emergentes. Pienso en el sonido, en el gusto y en el tacto. Pienso en diferentes materialidades. Pienso en un centro, en un margen, en un fuera de campo y en la relación entre diferentes ángulos y miradas. Pienso en el micro y en el macro, en la piel, los huesos y la carne, en las valencias de un átomo, en electrones y en enlaces invisibles. Pienso en lo que no es visto pero es percibido. Pienso en astros, en planetas, en la Tierra, en fronteras, en lenguajes, en poderes, en riquezas y en guerra. Pienso en el amor, en el placer y en la locura. Pienso en una imagen estática, en la seducción del movimiento invisible que se desprende de ella, en erotismo, en la suspensión del tiempo, en todos los tiempos juntos en un instante. Pienso en movimiento, en fluidos, en órganos, en pipas, en cortezas, en la memoria RAM de un ordenador y en montañas que nos miran desde hace millones de años. Pienso en ruinas de civilizaciones pasadas, en archivo, en memoria, en el rastro de un sueño, en los pliegues de la carne blanda de un bebé y en las rugosidades del intestino delgado. Pienso en una postura, en un gesto, en una foto, en un símbolo, en una apariencia que se desprende de un significado, en un ritual ancestral, en Shibuya, en una cañería que cruza el océano y en Instagram. Pienso en la posibilidad de bailar y de reinventar el mundo y el cuerpo a cada paso.

En mis piezas la danza se concibe como fantasmagoría que atraviesa los cuerpos en el sentido de que los cuerpos operan como una matriz, como nexos que se comunican, tal como funciona la red o los enlaces hipertextuales en internet. El movimiento se traspasa de un cuerpo al otro, viaja a través de los cuerpos (fotografía, pantalla, pintura, escultura, danza) manifestándose siempre de forma distinta.

En muchas de mis piezas he trabajado con el hecho virtual o con la relación entre cuerpo, imagen y tecnología digital. Esta relación no surge de un interés por aspectos estéticos o técnicos del mundo digital; es decir, en mis piezas no utilizo nuevas tecnologías, sino que **mi interés se centra en aspectos culturales, sociológicos o especulativos respecto al cuerpo y la danza.**

Abordar el contexto digital o virtual dentro de mi práctica coreográfica ha sido un modo de crear un marco o contexto que interpela directamente a un imaginario público y colectivo a través del que puedo expresarme más allá del marco personal. La digitalidad es un contexto que se plasma en el mundo, en la sociedad. **Un microcosmos a través del cual se cruza un campo de fuerzas tan potente como el que cruza nuestros cuerpos.** Los cuerpos o dispositivos digitales como mediadores entre la experiencia individual y el mundo; el deseo, la imagen, las relaciones de poder, los roles y las posibilidades o responsabilidades que tenemos de acatarlos o subvertirlos.

El vínculo con la tecnología y la digitalidad como extensión o metáfora del cuerpo-mundo, como extensión o prótesis del cuerpo o como expresión de un cuerpo *cyborg*[8] en transformación, en movimiento y en relación, en contraposición a la mirada biologicista de un cuerpo natural, clasificable y estático.

---

8 Concepto desarrollado por Donna Haraway en *Manifiesto para cyborgs: ciencia, tecnología y feminismo socialista a finales del siglo* XX (1.ª ed., 1991).

Desde la filosofía, los nuevos materialismos proponen una subjetividad relacional en la que el cuerpo y la percepción humana no son el punto de vista central o dominante, sino la relación entre cuerpos, objetos, entorno y tecnología.[9] En danza contemporánea a menudo hablamos de «tocar y ser tocados», de «movernos y ser movidos», de «afectar y ser afectados»; hablamos del cuerpo como punto de encuentro con el otro. No son nociones abstractas, sino una práctica en la que se centra la atención en la multipercepción, en la que dentro y fuera no son una dualidad, sino una relación.

En la repetición de un movimiento siempre he encontrado una oportunidad de variación, de redescubrimiento, de reedición.[10] En ese sentido, la danza y la coreografía no son para nada auténticas, reales, veraces, sacras. Son un juego. **Hay un «yo» fantasmagórico que baila siempre con la sonrisa cómplice del Gato de Chesire de *Alicia en el País de las Maravillas* porque sabe que la experiencia de bailar lo sitúa en un intervalo entre disolverse y al mismo tiempo constituirse.**

---

9 Hay distintas corrientes filosóficas y tradiciones no occidentales que comparten ideas similares a los nuevos materialismos, especialmente en la atención a las relaciones dinámicas entre los humanos, el mundo natural y otras entidades. Por ejemplo, corrientes orientales como el budismo, el taoísmo, el hinduismo o el confucionismo ya habían propuesto una subjetividad relacional y la noción de interdependencia. O, por ejemplo, la cosmovisión indígena norteamericana, andina, amazónica o africana. Desde los nuevos materialismos, una autora como Jane Bennett, en su libro *Vibrant Matter* (2020), invita a pensar en el poder de las cosas para romper con el binarismo vida-materia, humano-no humano (propuesto anteriormente por Donna Haraway), como principio dominante y organizador de la mirada adulta. En otras palabras, nos invita a jugar con el entorno, a deshacer sus significados, a considerar la materia que nos rodea como agencia activa, con capacidad de afectarnos y de ser afectada. Es decir, el punto de vista o subjetividad humana se desplaza a la relación con la materia y la multiplicidad de puntos de vista a través de esta.

10 En el capítulo «Versions» de este libro desarrollo esta idea.

La danza y la coreografía me aportan herramientas para jugar, performar, desplazar y bailar, intuitivamente, códigos y roles establecidos culturalmente. Bailarlos es hacerlos flexibles, es dejarme poseer por ellos y exorcizarlos, es abrir una grieta en la multiplicidad de formas de sentir, de miradas e interpretaciones, es reinventarlos, revisitarlos y redefinirlos constantemente. De modo que: **el poder del cuerpo y de la danza no es forzosamente el poder de situarte en la autonomía, en la agencia o en la subjetividad. Es el poder de escoger libremente las herramientas coreográficas y performativas que utilizas en cada momento.**

Imagen - deseo

En el libro *Los condenados de la pantalla* (1.ª ed., 2012), Hito Steyerl cuestiona la imagen como objeto de deseo y de identificación; como alteridad inalcanzable. La imagen es lo que está fuera, en otro espacio, en otro tiempo, en otro cuerpo. Steyerl propone participar de la imagen en vez de identificarnos con ella. Es decir, propone acercarnos a la alteridad, habitar la alteridad. Ser la cosa. Ser el objeto.

¿Y si para variar nos revistiéramos de objeto? ¿Por qué no afirmar el objeto? ¿Por qué no ser una cosa? ¿Un objeto sin sujeto? ¿Una cosa entre cosas? (Steyerl, 2020).

Lo que propone con este acercamiento es abandonar la división entre imagen, afecto y deseo. Propone convertirte en imagen en lugar de identificarte con ella. Ser una imagen que siente, que desea y es deseada, que tiene la capacidad de mirar y ser mirada, de herir y ser herida. En cierto modo propone algo parecido a Deborah Hay: ser un cuerpo en relación. Hito Steyerl propone esta relación desde una materialidad no humana, desde la imagen. Una imagen pobre, pixelada es un cuerpo más en relación, es un cuerpo que nos habla a través de su materialidad, más allá del contenido y el significado, del mismo modo que la danza nos habla a través de la propia materialidad del cuerpo (la velocidad, la textura, la dirección, el peso, la calidad del movimiento). Steyerl también apunta cómo, históricamente, ser sujeto siempre se ha visto como algo «bueno» y ser objeto como algo «malo». Las afirmaciones de Hito Steyerl tal vez son otra manera de decir: «¿Y si por una vez fueras mala»? *It's Britney, bitch!* [11]

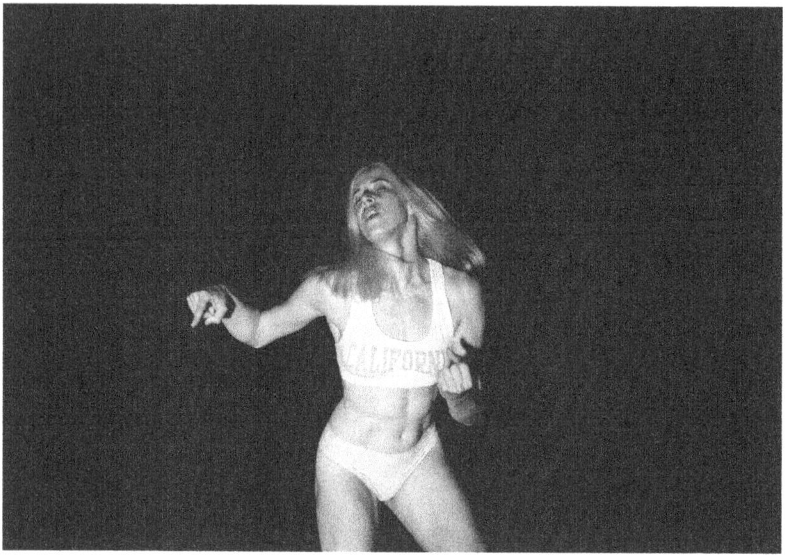

© Alice Brazzit / *Likes*. Sala Hiroshima, 2017.

Desde la mitología clásica hasta la cultura popular contemporánea se han construido imaginarios simbólicos de «la mala», del «objeto» en función de una mirada externa (sujeto de poder religioso, cultural, social, económico). No es una cuestión de género (que también), es una cuestión de poder. La medusa, la *femme fatale*, la bruja, la histérica, la loca han sido símbolos femeninos temidos, rechazados, castigados, a la vez que deseados porque tenían poder o, dicho de

11 La frase *It's Britney, bitch!* se hizo famosa gracias a la canción «Gimme More», de Britney Spears (2007). Esta frase se ha convertido en un símbolo cultural que se podría asociar a la figura simbólica de la *femme fatale* (conversación con Chat GPT, IA).

otro modo, no tenían miedo de desafiar los marcos establecidos. No es que fueran rebeldes, sino que su forma de ser/hacer cuestionaba el *statu quo* del momento y las situaba en la alteridad. Donna Haraway planteó en los años noventa la figura y metáfora del cyborg como reapropiación de un cuerpo que quiere romper con la alteridad, con las dicotomías entre natural y artificial, humano y máquina: «Los cyborgs son irreverentes, ellos no recuerdan el cosmos, desconfían del holismo, pero necesitan conectar» (Haraway, 2018).

En algunas de mis creaciones (a las que haré referencia de forma más concreta en el capítulo siguiente), apelo a estos imaginarios para explorar y redefinir dichas figuras.

Coreografiar y bailar ha sido y es una necesidad posible. Ha sido la forma de acercarme a mis monstruos, de estar en el cuerpo, en la imagen y su relación con el poder; **la posibilidad de convertirme en sujeto, objeto o simplemente de ser, sin más.**

MIRADA

Haciendo un ejercicio de ingeniería inversa, revisando mis creaciones, he encontrado algunos denominadores comunes que me permiten expresar mi modo de entender la coreografía. En este capítulo pongo a bailar el pensamiento. Deambulo entre temas que de algún modo sustentan tal vez de manera más invisible lo que más tarde se concreta en mi práctica coreográfica y las piezas que he creado hasta el momento, de las que hablaré en el siguiente capítulo.

Manual de la bailarina aguafiestas

Nuestras biografías, por más estrafalarias o idiosincráticas que sintamos que sean, son la manera en que estamos dentro de historias más amplias.

Sara Ahmed, 2023

Roland Barthes, en su ensayo *La muerte del autor*, escrito en los años setenta, proponía una lectura del texto desligado de las intenciones y la biografía. Las reflexiones de Barthes fueron indispensables a la hora de desligar nociones como texto y autor, arte y artista, danza y bailarina, coreografía y coreógrafa. Recuerdo una práctica de movimiento que la coreógrafa Eleonor Bauer propuso durante el periodo de tiempo en que trabajé como bailarina intérprete en el Cullbergbaletten (2017). Bauer, durante la práctica, nos decía: «Be the dance not the dancer». Es decir, «Sé la danza, no la bailarina». Con esta frase, lo que nos proponía era bailar liberándonos del peso de inventar la danza y cambiarlo por la escucha del cuerpo con relación al espacio-tiempo.[12]

«Ya está sucediendo», «la danza ya está aquí, ya está sucediendo», son dos frases cuyo origen desconozco,[13] que circulan entre coreógrafos (me incluyo) para dirigir sesiones, clases o prácticas de

12 Si no os dedicáis a la danza, esta frase quizás puede sonar conceptual, pero en realidad no lo es en absoluto. Es una práctica de movimiento. Notar toda la información que de manera simultánea te rodea cuando generas cualquier movimiento por pequeño que sea: mover una mano y sentir el peso, la dirección, el tacto o la temperatura del aire o del suelo, el sonido o música, las formas, las geometrías, los colores o las sombras que observas. Activar la atención en los sentidos y convertirte en lo que percibes. Dejar hacer al cuerpo, moverse, seguir, seguir por donde sea que esas informaciones lo activen. Y, sin querer, generar una danza, sin ser bailarina, ¡estás bailando! ¡La danza ya está ahí!

13 Buscar un «origen» siempre es complejo, y aún más en el mundo de la danza, en el que la transferencia de conocimiento se da sobre todo cuerpo a cuerpo o a través de la voz. En mi caso, estas frases me llegaron por primera

movimiento y que hacen referencia al hecho de escuchar o percibir para bailar, más que al hacho de tener que «producir» o «inventar» la danza.

Aunque estoy de acuerdo con todas esas frases que hacen referencia a la danza y la coreografía desligada de la bailarina y la coreógrafa, quisiera matizar que no lo estoy siempre y ante cualquier contexto. A pesar de que mi práctica coreográfica no está intrínsecamente unida a mi identidad personal, sí que tiene una conexión y un vínculo que considero relevante destacar. En realidad, la experiencia personal (como bailarina/coreógrafa y fuera de la profesión) es un motor importante que atraviesa mis procesos de creación, aunque, escénicamente hablando, no se exponga de forma directa. Biografía, ficción y especulación suelen entrelazarse en mis piezas. Siempre me ha interesado la intersección entre lo micro y lo macro, explorar cómo las experiencias personales se relacionan con experiencias colectivas y viceversa, siempre desde una curiosidad por la dramaturgia física y por la potencia del cuerpo como sujeto artístico.

Así pues, desde mi punto de vista, reformularía la frase «Be the dance not the dancer» para decir: «**Be the dance and the dancer». En castellano, «Sé la danza y la bailarina».**

O, dicho de otro modo, y apelando a un imaginario más popular, reformularía la frase del tema «Saoko», de Rosalía, del álbum *Motomami*, en el que dice: «Yo manejo, Dios me guía», para decir:

«**Yo bailo, la danza me guía».**

En la reformulación de esta frase se podría entender la danza como divinidad. La danza, sin embargo, no sobrevuela nada ni a nadie, porque solo puede concebirse a través de los cuerpos. La danza no es una forma de transcendencia, porque no se sitúa fuera del mundo, no observa desde fuera, sino que forma parte de él. Ahí donde la cualidad de dios (desde la perspectiva occidental católica cristiana)

---

vez a través de un curso con la coreógrafa Paz Rojo en La Caldera Les Corts de Barcelona, pero la frase circula habitualmente entre bailarines y coreógrafos.

era separar (cuerpo y alma), la cualidad inmanente de la danza es unir o poner en relación.

En cuanto a la relación entre las nociones de bailarina y danza, coreografía y coreógrafa, quiero apelar a unas palabras de la escritora y teórica feminista Sara Ahmed, que arranca su libro *Manual de la feminista aguafiestas* con las siguientes palabras: «Permítanme comenzar con una historia, mi historia, de cómo me convertí en una feminista aguafiestas». A través de su historia personal y su experiencia en relación con muchas otras, propone una reapropiación del término *aguafiestas* para expresar la resiliencia frente al malestar y la incomodidad que ciertos cuerpos llegan a generar por el simple hecho de existir.[14] También habla del desgaste que genera el hecho de chocar constantemente con la mirada de un mundo que te niega.

Hay que reconocer que convertirse en bailarín y coreógrafo es un privilegio, solo hay que ver cuántos bailarines profesionales somos blancos, europeos, delgados, de clase media-alta y estamos dentro de los cánones normativos corporales.[15] **Expreso «convertirse en bailarín» para separarlo del hecho de inserirse profesionalmente en el mercado laboral, momento en que bailar y coreografiar se convierte en un trabajo muy precario**.

Lo que choca, lo que agota, lo que nos convierte en aguafiestas, no es el hecho de ser bailarina, es la danza con relación a los valores y las dinámicas del mundo contemporáneo:

---

14 Tengo que aclarar que he sacado de contexto el término *aguafiestas* a propósito de este libro y con relación a la danza. Sara Ahmed utiliza el término para describir la resistencia que confrontan ciertos cuerpos especialmente con relación a la discriminación de género, el racismo, el colonialismo y la heteronormatividad.

15 Actualmente se está avanzando en este campo, y algunos teatros, festivales e instituciones culturales están tomando medidas para garantizar la paridad, no solo de género, sino también en términos de procedencia, diversidad funcional y otros ejes de identidad. Sin embargo, aún queda mucho camino.

- **La danza contemporánea requiere creatividad y, por consiguiente, tiempo.** En un mundo en el que todo es cada vez más inmediato, la danza ofrece resistencia.
- **La danza contemporánea requiere espacio físico, presencialidad y continuidad.** Donde todo es cada vez más volátil, virtual y fragmentado, la danza ofrece resistencia.
- **La danza contemporánea se da a través de cuerpos sensibles que, por lo tanto, perciben y conectan.** El exceso de estímulos, responsabilidades y presiones cotidianas genera la necesidad de desconectar. Ante esta necesidad, provocada por el propio sistema, la danza ofrece resistencia.
- **La danza contemporánea a menudo es un lenguaje poético**, no representacional, sin una narrativa lineal ni ilustrativa, difícilmente apreciable desde la perspectiva más común, la racional. La danza se resiste a ser reducida a conceptos lógicos o descripciones directas, y abre un espacio para la reflexión, la intuición y la percepción corporal que trasciende los límites de la comprensión racional tradicional.
- **La danza contemporánea difícilmente es poseíble**, reproducible y empaquetable (si no es que eres *tiktoker*), de modo que ofrece resistencia al hecho de convertirse en un producto de consumo estándar.[16]

Estas son las características que, por encima de los privilegios individuales, **nos convierten en un colectivo de «bailarinas aguafiestas» por el simple hecho de dedicarnos a la danza. La danza no ofrece resistencia porque sea rebelde o provocadora. Ofrece resistencia por el mero hecho de ser.**

En un taller para el proyecto «Las bailarinas no tocan el cielo», de la bailarina y coreógrafa Clara Pampyn, en el que compartíamos visiones

---

16 Esto no demoniza el hecho de ser *tiktoker* o de intentar vender la danza. Al contrario: yo intento venderme tanto como puedo; la cuestión es que la danza contemporánea ofrece resistencia por encima de la voluntad de quien baila.

sobre la profesión, se repetía constantemente una voz grabada y anónima de una participante que decía: «La culpa no es de la danza, la culpa no es de la danza». Pero en lugar de pensar que «es culpa de la danza», podríamos pensar, **«¡suerte tenemos de la danza!».**

En torno a estas reflexiones puedo decir que mi trabajo coreográfico está afectado por el espíritu de resiliencia que comporta el propio hecho de ser bailarina y coreógrafa. También puedo decir que a veces la pieza coreográfica y la danza se comportan como un ente con vida propia. En ocasiones, como coreógrafa, quieres llevar la creación hacia una dirección, pero hay un campo de fuerzas invisible en el que interviene todo el equipo artístico, la situación, las condiciones y el contexto en el cual te encuentras y trabajas, que está por encima de tu voluntad e interés. Puedo decir que mi trabajo está afectado por mi historia y experiencia personal, del mismo modo que este está inserto en un contexto social y cultural, lo que no quiere decir que esté siempre sujeto a él. **La danza y la práctica coreográfica habilitan un espacio de relación con el mundo, ya sea porque se identifica con él, porque está en conflicto, en resistencia, en proceso de desidentificación o porque simplemente juega con este como lo haría un niño.**

Años atrás, un programador y director de teatro me dijo que la descripción ideal de un proyecto tenía que caber en una tarjeta de presentación (hoy en día, el equivalente podría ser «caber en un post de las redes sociales») para poder visibilizarse, distribuirse. La danza es un lenguaje que se escapa constantemente; es una fuga que se mueve por definición, muta y se transforma. Describir y sintetizar un proyecto o una creación artística en cuatro palabras para que pueda ser vendido y distribuido de forma compactada, acelerada y consumible no es mi deseo. A pesar de eso, la acción subversiva no siempre es practicable, y aún menos en el marco de un trabajo precario. **A veces hay que jugar, fluir entre las grietas, los márgenes y los marcos. Hay que utilizar la cibervisibilidad y también hay que saber desaparecer. Hay quien lo llama *estrategia*; yo lo llamaría *forma de supervivencia*.**

POV: Cuando una coreógrafa crea una pieza

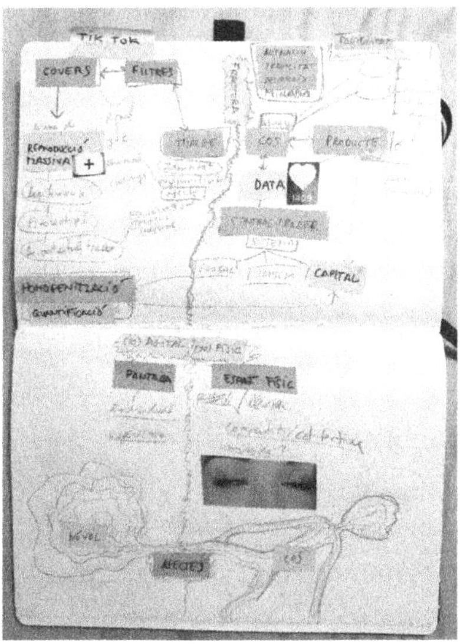

POV: Cuando una coreógrafa distribuye una pieza

Cyberexorcismo
es
un proyecto sobre
nuevos lenguajes
de la danza,
jóvenes y entorno
digital.

Bailando con fantasmas

...los cuerpos (como los textos y otros objetos materiales) también transmiten información, memoria, identidad, emoción y mucho más, que puede ser estudiado o transmitido a través del tiempo.

Diana Taylor, 2015

Rebecca Schneider, investigadora y escriptora escénica, en su artículo «Performance Remains» (2001), explica que cuando bailamos no solamente se hacen presentes historias y memorias inscritas en los cuerpos, sino que se hacen presentes las ausencias, las reverberaciones de lo pasado por alto, lo perdido, lo reprimido o aparentemente olvidado. Cuando coreografío, transito entre escritura, pensamiento, sensaciones y afectos de forma fluida, entre un hecho lógico e irracional, entre la coherencia y el caos absoluto, entre la materia tangible y la invisible, en un claroscuro, como diría Gramsci, en el que aparecen los monstruos. Tanto Rebecca Schneider (2011) como Diana Taylor (2003) exponen cómo la memoria colectiva se ha construido a través de archivos materiales (escrituras, fotografías, objetos) y cómo la transmisión oral y la experiencia, traspasada por el cuerpo en contacto y relación con el mundo, han sido siempre una práctica de minorías, una práctica que ha tendido a perderse. La danza, el movimiento, los cuerpos están atravesados por historias, afectos, ideologías, cultura, poderes que a veces a primera vista no se hacen visibles. Se suele prestar atención de forma consciente a las historias que se cuentan a través de la palabra. Pero, ¿qué nos transmiten los cuerpos? ¿De qué modo nos interpela la danza? ¿Qué imágenes e imaginarios nos poseen, se reproducen y se manifiestan a través de nuestro cuerpo?

¿Qué relación establece la danza con los entornos digitales? ¿Qué lenguajes dancísticos y códigos coreográficos nuevos ha generado el entorno digital, y cómo dialogan con la danza contemporánea? ¿Qué relación hay entre la virtualidad y el cuerpo?

Antes de Whatsapp, Facebook, Instagram, Twitter o TikTok, entre la década de los noventa y los 2000 apareció el IRC (Internet Relay Chat), uno de los primeros formatos de chat en el que podías ponerte un alias, entrar en un grupo y hablar con desconocidos. Yo en aquella época era una adolescente de trece años y me pasaba horas chateando y disfrutando inconscientemente de una sensación nueva: liberarme de la mirada de los demás sobre mi cuerpo.

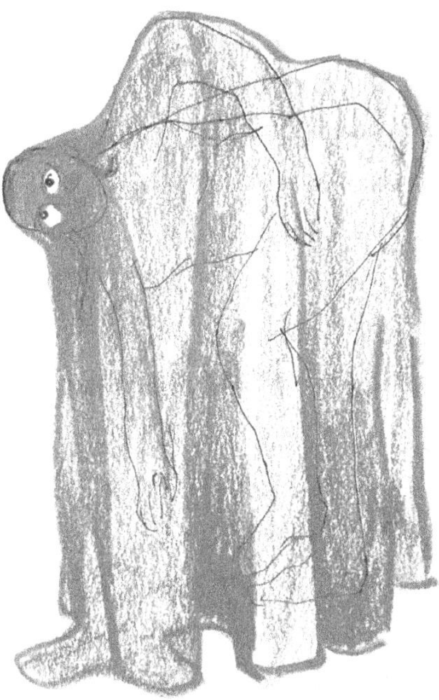

Boceto de Ronak Moshtaghi para el vestuario/escenografía de *Supermedium* (2024).

Tal y como me propone el Mercat de les Flors y el Institut del Teatre con este volumen de «Paragrafías», escribo estas páginas sobre mi práctica coreográfica como un acto de colaboración para generar un material físico sobre un conocimiento que, por otro lado, es transmitido de cuerpo a cuerpo, sin dejar muchas huellas materiales. Esta propuesta me entusiasma, pero al mismo tiempo me genera contradicción el hecho de materializar e inmovilizar en este libro la condición fluida y mutable de la danza (la cual me parece muy poderosa y confieso que ¡a veces también muy agotadora!) Por esta razón he decidido hacer este volumen de «Paragrafías» en los dos formatos: en el formato escrito (libro) y en el formato bailado (*performance*).

La práctica coreográfica y dancística va acompañada siempre de la escucha de lo que atraviesa los cuerpos, de lo que no siempre es lo más evidente o visible a los ojos, de lo que se escapa de la forma y las posibilidades técnicas/corporales. Para mí, coreografiar es poner en juego lo invisible con lo visible, que a su vez está en relación con todos los elementos escénicos (luces, sonido, escenografía, vestuario). Hay intensidades afectivas que atraviesan los cuerpos y que a veces resultan indescifrables o inexpresables en palabras, al menos en primera instancia. El afecto como intensidad que va más allá de las emociones, que se escapa o, cuando menos, ofrece una fuga en potencia de lo cultural (Massumi, 2002). Por otra parte, hay autoras que definen el afecto vinculado a las emociones y la dimensión sociocultural y la dimensión política y económica (Illouz, 2006). En cualquier caso, incluir el afecto como motor de movimiento y como potencia creativa es indispensable en mi práctica, y es lo que podría describir como aquella danza que ya «es» antes de ser nombrada, antes de que tome forma. También es aquella danza que ya «es» por el hecho de ser memoria física (cultural, emocional y/o conceptual) en potencia, un virtual a ser (re)invocado a través de la piel, a ser puesto en movimiento. Es lo que el espectador que viene a ver danza percibe en su propio cuerpo, aunque no se esté moviendo. Es un movimiento en potencia, un vacío, un salto, una conexión conocida o tal vez nueva; los neurocientíficos del siglo XXI lo explican (Leigh Foster, 2011) a través de la conexión sináptica (neuronas espejo).

El cuerpo y la danza son un lenguaje abstracto y concreto a la vez. La danza y los cuerpos en movimiento «nos hablan» y lo hacen, no porque ilustren conceptos, sino porque los cuerpos en movimiento expresan y son percibidos de manera consciente e inconsciente. Culturalmente hablando, leemos los cuerpos constantemente en nuestra vida cotidiana: sus formas, texturas, expresiones, sensaciones, energía, movimiento. Cuando lo que percibimos intuitivamente del otro entra en conflicto o contradicción con una retórica discursiva, a menudo tendemos a tomar por válido el discurso por encima de la percepción corporal y afectiva.

> *Yo nací bajo esta premisa, una premisa jamás impuesta ni pronunciada por nadie de mi entorno, pero absolutamente integrada en mi forma de entender el mundo: la intuición, lo que yo sentía o percibía a través del lenguaje no verbal era algo infundado en un pensamiento irracional que había que someter a una lógica visible y palpable.*

Asumiendo que cultural e históricamente bebemos de una herencia dualista en la que los binomios cuerpo-mente, naturaleza-cultura estaban separados, en la que la religión cristiana relegó el cuerpo al lugar del pecado, en la que la ciencia aportó una mirada biologicista sobre el mismo, es «normal» que el juicio sobre mis propias emociones haya sido hecho a imagen de Dios, ahora reencarnado en la óptica de una cámara, de un dron o en las políticas neoliberales de autocontrol y vigilancia; lo que Foucault denominó, ya en los años setenta, *biopoder*.

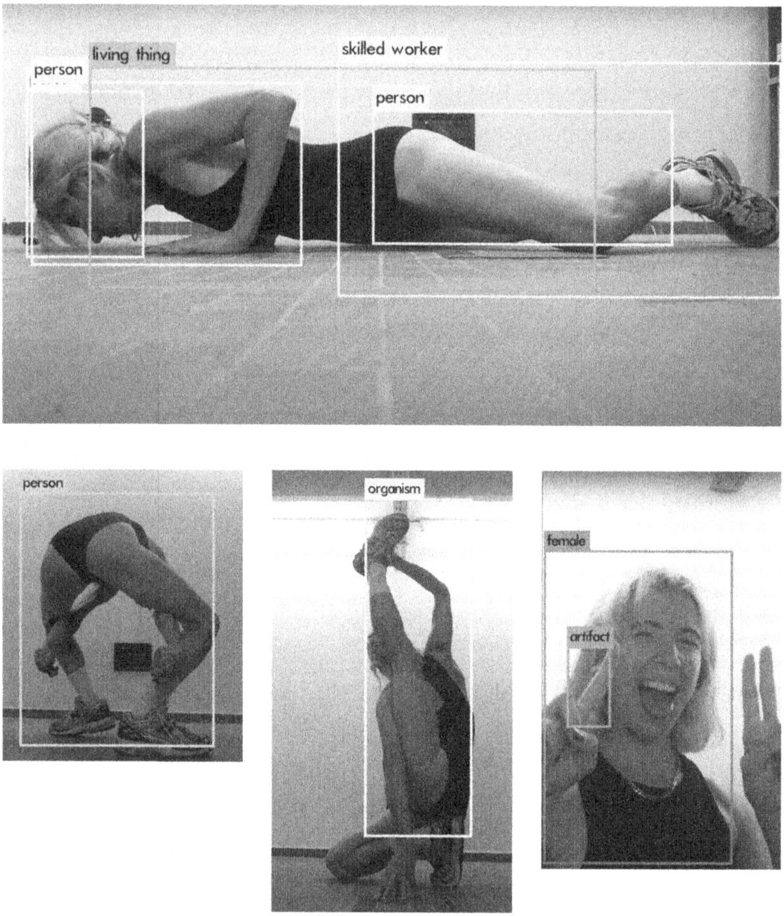

© Colectivo Taller Estampa / Proceso de creación de *POV* 2024. Imágenes procesadas con Yolo9000.

Dime cómo bailas y no te diré quién eres

Obro un forat negre,
parlen veus a través meu,
obro un forat negre,
ballen peus que no són meus.

«Supermedium». Canción del final del espectáculo, 2024

Si me releo, si miro los escritos y las coreografías que he elaborado desde 2012 hasta ahora y me pregunto de qué tratan o cómo se expresan, diría que, por un lado, hay una parte intelectual y teórica muy fuerte vinculada a un contexto[17] y, por otro, una parte intuitiva, afectiva y personal. A menudo, la parte personal e intuitiva en mis procesos de creación son lo que enciende el primer deseo de bailar y coreografiar. A medida que esta parte misteriosa se manifiesta de forma más inteligible, empieza a establecer lazos con la parte conceptual y racional.

En mis creaciones, los afectos y las intuiciones que en primera instancia experimento como una interioridad, como personales e individuales, empiezan a hacerse observables, analizables y los puedo situar fuera de mi cuerpo, en el mundo y en relación con este. Es entonces cuando empiezo a ver la creación. Busco bibliografía, leo, escribo interrelacionando lo que siento con lo que teóricamente aprendo y lo combino con sesiones en el estudio, en las que dejo que el cuerpo y la danza piensen bailando. Busco referentes visuales y filosóficos, y navego entre estos referentes y las imágenes personales que se me atraviesan. Estos dos universos, el personal y el cultural, se mezclan y pasan a ser un fluido, una misma cosa. En un punto de la prebúsqueda aparece el material o el campo en el que quiero trabajar e investigar. Por ejemplo, en *Likes* (2018), el material de búsqueda eran vídeos de YouTube con muchas visualizaciones y *likes*; en *Spiritual Boyfriends*

---

17 Desarrollo esta parte en el capítulo «Antropología del cuerpo».

(2020)[18] eran las posturas de yoga a través de una búsqueda iconográfica y en *MEDIUM* (2022) eran las danzas que han transitado mi cuerpo, ya sea a través de una experiencia corporal, visual o afectiva con relación al imaginario de la mujer como espíritu o fantasma.

La parte más invisible/afectiva, que también entiendo como movimiento y coreografía, es el motor inicial de mis creaciones. Es también un faro que indica en la oscuridad hacia dónde tengo que ir cuando la creación pierde su rumbo, cosa que pasa a menudo, o constantemente. El dossier que te obliga a escribir cualquier convocatoria de subvención o residencia, a pesar de ser un quebradero de cabeza, también es un gran faro al que regresar en los momentos de desorientación. El dossier te recuerda que pensar y decidir racionalmente es un diálogo con el sentir y el fluir de las intuiciones.

Pensar y decidir no es un proceso dual, separado del sentir y el fluir, dicen los maestros espirituales, los teóricos de los afectos, los filósofos postmodernos, los psicólogos y los expertos en neurociencia. Yo, de este discurso sobre la separación y los dualismos, he hecho un acto creativo. En ese sentido, me siento más cercana al ciborg irreverente de Donna Haraway que al holismo de las prácticas espirituales.

Pensar en un trabajo coreográfico con otros y para otros, para mí es un proceso distinto de cuando trabajo conmigo misma como intérprete. Para mí, coreografiar para los demás requiere lucidez a la hora de transferir herramientas que den agencia y alimenten el fuego invisible que cada uno tiene en su interior y que no es sustituible por ningún otro motor. Coreografiar, de alguna manera, es un trabajo de transmisión. Hacen falta herramientas y estrategias para que cada intérprete pueda relacionarse desde su forma de ser y sentir con lo que propongo, y al mismo tiempo la propuesta tiene que ser lo bastante clara para que todos podamos ir en la misma dirección. Como coreógrafa puedo aportar un imaginario, un deseo que me atraviesa

---

18 Desarrollo estas búsquedas en el capítulo «Práctica».

personalmente, que me toca, que me interesa, que me motiva y que está en relación con mi entorno. Puedo crear un marco más allá de mi experiencia personal para hacer que los demás entren. Ahora bien, cómo va a desplegarse ese imaginario fuera de mi experiencia es una búsqueda que solo puedo animar a hacer a los demás, es lo que habita el movimiento de cada intérprete lo que hace que su expresión sea única y singular, aunque la forma externa del movimiento aparentemente se parezca o sea la misma.

Coreografiar es tomar decisiones compositivas y estéticas, y es también habilitar un juego, un dispositivo (una práctica) que dé agencia a los propios bailarines para bailar no de manera operativa sino de manera creativa.[19]

En ese sentido, para mí, el trabajo de una coreógrafa es una mezcla entre facilitar, aportar, recoger, ordenar, potenciar y organizar en una dramaturgia las propuestas que surgen durante el proceso de creación. Coreografiar también es tomar decisiones artísticas en función de aquellas intuiciones, gustos y motivaciones personales que guían y también dan forma a la coreografía. Y también es ser rápida y taxativa cuando hace falta. Especialmente si el grupo es grande y el tiempo constriñe. Cuanta más gente haya en el proyecto, más gasto se genera por minuto trabajado. A menudo, este hecho deriva en tener menos tiempo de creación. Prescindiendo de las penurias de la precariedad con relación a los factores prácticos del tiempo y la economía del proyecto, diría que:

Bailar, coreografiar y ser parte de un proceso creativo, pese a que involucra sujetos, no tiene por qué ser un proceso de sujeción, es decir de identificación.

---

19 Esa es mi propuesta de trabajo y en ningún caso tiene la intención de criticar la posibilidad de un bailarín-intérprete que no se acerca al proceso de creación a través de su agencia creativa, sino ejecutiva. En realidad, en el curso de mi trayectoria me he cruzado con muchos perfiles de bailarines y coreógrafos. Para mí todos los perfiles son válidos mientras sea a través de una comunicación respetuosa entre coreógrafo e intérprete.

En efecto, el proceso de creación y la experiencia del cuerpo en movimiento, con frecuencia habilitan espacios de desidentificación, de redefinición o reinvención de la experiencia de uno con relación a los demás o con la propuesta artística que se esté planteando. Por ejemplo, en *Supermedium* (2024), durante el proceso de creación, se planteó una búsqueda sobre las danzas que ya estaban en el cuerpo de las bailarinas. A través de sesiones de meditación guiada, ejercicios catárticos, improvisación, lectura y escritura, fuimos invocando las danzas, dejándonos poseer por ellas y exorcizándolas. Al principio, buscábamos referentes claros a los que vincular las danzas que afloraban a través de las improvisaciones. Referentes procedentes de una experiencia directa con quien te había enseñado la danza; con un estilo visto en algún libro o estudiado; con alguna película icónica de cultura popular; con alguna danza o fisicidad viral en las redes. A lo largo del proceso, sin embargo, gracias a las reflexiones y conversaciones con las bailarinas, fuimos viendo que las danzas que nos atravesaban y se manifestaban, a veces surgían como fruto de un deseo, o de una fantasía que no se vinculaba directamente con ningún referente claro o catalogable, sino que eran experiencias complejas difíciles de nombrar. A veces, se vinculaban con un afecto, una sensación, un deseo o una necesidad de movimiento, y a veces con un recuerdo claro de un momento determinado. También aparecían danzas que habían visto en algún sitio pero que no habían bailado nunca y que justamente se habían hecho presentes por su ausencia. A veces aparecían danzas que eren pura fantasía, especulación o reinterpretación de una mezcla de referentes que surgían de forma híbrida. Mabel Olea, por ejemplo, al inicio de la pieza, cruza el escenario con un movimiento que para ella se relaciona con una sensación o fantasía sobre el ballet y la bailarina clásica. En este sentido, Mabel encuentra su modo de convertirse en aquel imaginario: una bailarina clásica. El imaginario de la bailarina clásica de Mabel se mezcla con la imagen del cisne como animal y con un referente cinematográfico: la película *Cisne negro*, dirigida en el año 2010 por Darren Aronofsky e interpretada por Natalie Portman. Mabel explica que, mientras cruza el escenario, imagina cómo los hombros y los omoplatos se le despliegan en el espacio como si fueran unas grandes alas, al mismo tiempo que la atraviesa una sensación amenazadora que se manifiesta a través de la mano, que se mueve poseída por el pico del cisne. Como espectador, puedes percibir que la rodea un imaginario por el que está «poseída», aunque no sea identificable qué es lo que la posee. Al final de la diagonal, Mabel transforma su versión de *Cisne negro* en el cuerpo de un *influencer* misógino en redes y baila con Clara Tena lo que parece **una danza híbrida que se podría percibir como el cuerpo de un *influencer*, un combate de sumo, una pelea de gallos o el exorcismo de una masculinidad normativa.**

La danza, la espiritualidad y el algoritmo del amor

Ellos dicen que la nueva guerra limpia se hará con drones de combate. Nosotros queremos hacer el amor con esos drones. Nuestra insurrección es la paz, el afecto total.

Paul B. Preciado, 2020

Los tarots, las brujas, los horóscopos, las cartas astrales, los metaversos, internet y la inteligencia artificial como nuevos oráculos son caldo creativo para muchos artistas contemporáneos y yo no soy una excepción. **En todas las creaciones me acompaña una espiritualidad que no se presenta como algo transcendente, sino entrelazada por complejidades, contradicciones, imaginarios y simbolismos de la cultura pop, por una experiencia cibernética, por vínculos, la intimidad, el amor en tiempos del capitalismo afectivo, y también por problemáticas vinculadas a los procesos de globalización y la sociedad de consumo.** En mis creaciones, la performatividad de la espiritualidad, el campo de fuerzas y tensiones que emana de la noción de espiritualidad contemporánea —influenciada por factores culturales, políticos, económicos y tecnológicos— ha sido un eje de juego y de investigación recurrente.

> *Durante el proceso de creación de* Supermedium *(2023) invitamos a la tarotista*[20] *Katia Walls para que nos hiciera un referencial de nacimiento*[21] *de la pieza. Donde Katia puso realmente énfasis fue en el diálogo de grupo mediado a través de las cartas. La carta principal de la tirada fue la del mundo. Una carta secundaria fue el dos de copas. De momento no ha habido indicios de «el mundo»*[22] *(de gira mundial con* Supermedium*), con lo que sí acertó fue con «las copas».*[23] *Que cada uno saque sus conclusiones.*

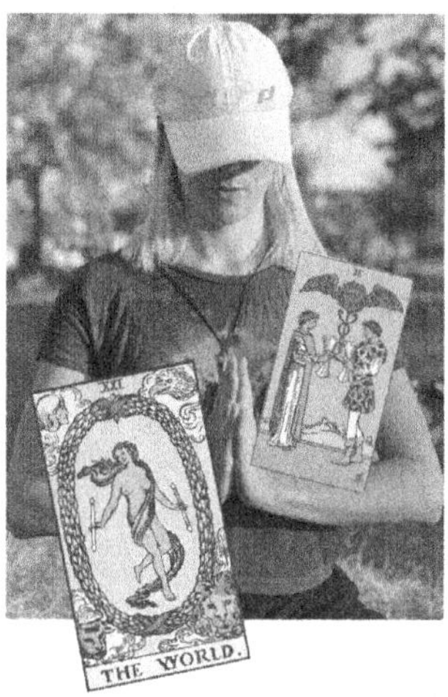

Selfi/composición con cartas del tarot. © pixabay

---

20 La tirada de cartas se hizo en el Mercat de les Flors como regalo de Navidad (2023) para el equipo de bailarinas y la producción del proyecto.
21 El referencial de nacimiento es una herramienta que se basa en el simbolismo de los arquetipos del tarot.
22 Significado adivinatorio: éxito asegurado, viaje, ruta, vuelo, cambio de sitio.
23 Significado adivinatorio del dos de copas: amor, pasión, amistad, afinidad, unión, armonía, simpatía e interrelación de sexos.

En un mundo globalizado, y a la vez fragmentado, ya hace tiempo que se manifiesta un regreso a la necesidad de comunidad, de sabiduría atávica, de conexión con lo inmaterial, con todo lo que nos haga recordar que pertenecemos, o que estamos conectados.[24] Virginia Woolf hablaba de «una habitación propia», con relación a la conexión con la escritura, en su ensayo de 1929, y Remedios Zafra (2010) hizo una versión contemporánea en un artículo titulado «Un cuarto propio conectado», en relación con la conexión a través de internet.

«Las habitaciones propias funcionan como recinto de nuestros secretos, el lugar donde nadie nos ve, donde poder sucumbir a todas aquellas actividades presupuestas por ser potenciales e invisibles públicamente, es decir, moralmente esquivadas. Curiosamente en el pasado, el cuarto propio, en cuanto espacio de privacidad y potencial lugar del "pecado", acogía también el de la "penitencia", abrazada por tanto tiempo en sus paredes. Pero en el cuarto propio conectado, el ojo que puede ver ya no es sólo simbólico sino también maquínico. La regulación de su párpado es voluntaria y nosotros gestionamos lo que queremos enseñar, ver, hacer o confesar» (Zafra, 2010).

Tener internet, pues, es un modo de estar conectados, pero también es un modo de desconectar el cuerpo sensible (especialmente de los sentidos del tacto, el oído, el gusto y el olfato frente al dominio del sentido de la vista).

Tanto en *#Match* (2021) como en *Spiritual Boyfriends* (2020) hago referencia a las citas *online* y al amor como forma de conexión espiritual, y al mismo tiempo capitalizada a través de los algoritmos. En *#Match*, cocreación con Francesc Cuéllar, partimos de conversaciones nacidas de nuestra propia experiencia sobre el amor y las relaciones sexoafectivas tanto en contextos artísticos y laborales como personales, para ir tejiendo un posible relato en torno

---

24 Conectados a algo que vaya más allá del entorno inmediato y material, de la rutina o las presiones sociales. Por otro lado, la tendencia es desconectar, la evasión de todas esas presiones o problemáticas para conectar con otra realidad.

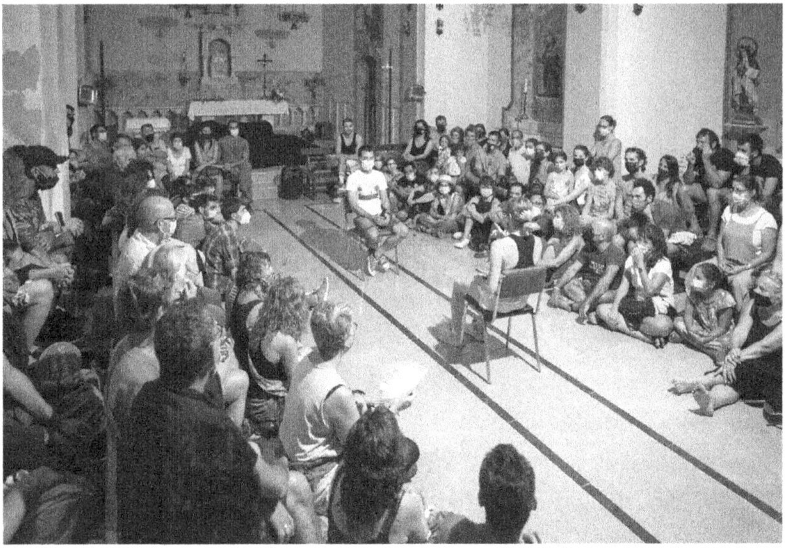

© Jordi Cabestany / *#Match*, Festival Danseu, 2021.

a nuevas formas de presentación, encuentro con el otro o con otros, nuevas formas de seducir, de enamorar, de flirtear, de desear. Durante el proceso de creación, llevado a cabo en Les Piles, un pueblo de la Conca de Barberá, entré en Tinder. Las posibilidades que me aparecían en una proximidad de quince quilómetros eran muy pocas. En mi perfil escribí la sinopsis del proyecto que estábamos llevando a cabo con Francesc Cuéllar. Aun cuando mi deseo de hacer *match* en la aplicación para conocer a alguien era real, también estaba interesada en conocer a hombres que quisieran encontrarse conmigo y formar parte del proyecto, y así lo escribí en el perfil de la app. A lo largo de los diez días de residencia quedé con un par de hombres y uno de ellos acepto participar en una charla en vivo en medio de la función. En la primera foto se ve el momento en que el usuario de Tinder accede a sentarse frente a mí para compartir una entrevista/charla[25] ante el público. La escena no estaba preparada y la tensión

25 Modelo de entrevista en el capítulo «Práctica».

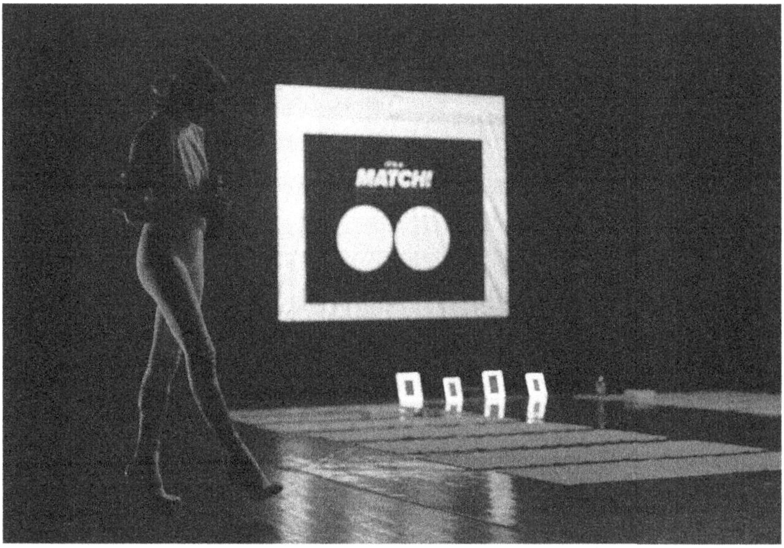

© Tristán Pérez-Martín / *Spiritual Boyfriends*. La Caldera, 2022.

y la excitación tanto entre él y yo como entre el público era evidente. En la segunda foto, un momento de *Spiritual Boyfriends* en el que especulo sobre mis citas *online* con gurús espirituales.

La danza, como experiencia espiritual, como forma de conexión con uno mismo y con los demás, en que dentro y fuera concuerdan, en que lo que sientes y lo que piensas se alinean, en que la mirada externa y la interna son el reflejo de una misma imagen, diría que existe, ¡funciona! También diría que es fácil convertir esta idea en una promesa o utopía espiritual *new age.* Como devota de la danza, practicante de yoga y pareja de unos cuantos gurús espirituales que fueron la primera fuente de inspiración para el solo *Spiritual Boyfriends*, pienso que la unión entre dentro y fuera, además de haber llegado a ser una necesidad personal, se ha convertido en una promesa del bienestar, en una frase panfletaria. Esta nueva espiritualidad en la que lo que hace falta para ser espiritual es parecer espiritual («vestirse de», «hablar o comer como»), es a decir, performar la espiritualidad, fue uno de los intereses y motores para la creación de *Likes.*

Antes de que la espiritualidad se capitalizara a través de la promesa de bienestar, de cursos *online*, terapias y productos de belleza, había movimientos dancísticos (en el tránsito del siglo XIX al siglo XX) que a través de esta aproximación espiritual encontraron respuestas a un mundo cada vez más polarizado entre lo racional y lo irracional, lo material y lo espiritual (López Arnaiz, I.; López Fernández, R., 2013, p. 14). Danza y espiritualidad eran una forma de resistencia. Actualmente, esta aproximación espiritual a la danza es un arma (herramienta) de doble filo: una resistencia contra cualquier dualismo, a la vez que una necesidad provocada (y al mismo tiempo saciada) por el propio mercado.

«El acto de bailar, en suma, permitió abrirse al cambio, encarnar distintas temporalidades a través de la aprehensión de gestos universales vinculados con danzas rituales, dejarse poseer por fuerzas invisibles y sobrenaturales. **Coincidiendo con el desarrollo de movimientos feministas, la danza también fue una herramienta de autoconocimiento y toma de consciencia corporal. A través del baile muchas creadoras encontraron una forma de escapar, de liberarse y de tomar agencia. Bailar, en ese sentido, se convirtió en un revulsivo social»** (López y López, 2023). Esas creadoras a las que se refieren Irene López Arnaiz y Raquel López Fernández son Loïe Fuller, Mary Wigman, Ruth Saint Denis, Martha Graham e Isadora Duncan, entre otras, grandes referentes de la danza moderna.

En *MEDIUM* (2022), pieza creada junto con la coreógrafa noruega Ingri Fiksdal, parte de la búsqueda artística apela a danzas espirituales de la historia occidental. Por ejemplo, en Occidente, la danza clásica ha sido un referente en términos de representación de la mujer como espíritu. El segundo acto del ballet se escenifica con bailarinas cubiertas por un tul blanco. En ese acto, las bailarinas se mueven de una manera ágil y ligera para representar las almas y los espíritus de distintos personajes: Giselle (muerta por un desengaño amoroso), Sylphide (capturada por un velo mágico), Odette en *El lago de los cisnes* (poseída por un hechizo que la convierte en animal). En la danza moderna americana, Loïe Fuller se hizo famosa por la *Serpentine dance*. La puesta en escena consistía en un vestido hecho con un tejido ancho y ligero que la cubría de la cabeza a los pies. Fuller manipulaba la tela para crear figuras y formas fantasmagóricas bajo las que hacía desaparecer su cuerpo. Tanto Mary Wigman como Martha Graham, grandes referentes de la danza moderna, crearon imaginarios en los que el cuerpo desaparecía o se transformaba (*Lamentation, Totentanz* o *Hexentanz)*. Graham estuvo estrechamente influenciada por los profesores Ruth Saint Denis y Ted Shawn, que habían viajado al este (especialmente a la India), donde se dejaron influenciar por una estética oriental (o se apropiaron de ella), y la importaron de manera exótica para formar las bases fundacionales de la danza moderna en Occidente. En *MEDIUM,* yo soy la intérprete, canalizadora de distintas danzas que me poseen. Por ejemplo, Giselle (acto blanco) me posee pero, en vez de flotar como una sílfide, me hace patalear contra el suelo como un animal; las danzas de Martha Graham se me revelan en un acto de exorcismo o desposesión en un cuerpo monstruoso y en relación con la escenografía y el vestuario diseñado por Ronak Moshtaghi.

En creaciones anteriores (*Likes, Spiritual Boyfriends, Cyber-exorcismo, #Match*), el hecho virtual/espiritual tiene un vínculo con el deseo, el amor y el erotismo, y se acometen a partir del medio digital y de interfaces tecnológicas (siempre como marco conceptual y como archivo). Estas interfaces tecnológicas me han servido para generar un desplazamiento o transvase entre contenidos y cuerpos. Entre efectos y afectos. Tanto en *MEDIUM* (2022) como en *Supermedium* (2024), hay una aproximación a lo invisible, virtual, espiritual, pero se apela al imaginario de la bruja y se aborda lo virtual como espacio de invisibilidad y aparición; de la fantasmagoría que surge cuando las danzas, los movimientos, la memoria y los archivos dinámicos funcionan como una virtualidad. La interfaz o médium es el cuerpo o, mejor dicho, los cuerpos en plural, ya que la virtualidad de un movimiento puede proceder de distintos lugares: de todo lo que nos ha atravesado desde el punto de vista personal, y de lo que hemos adquirido culturalmente. También de todo lo que ha sedimentado en nosotros del fantasma de otros cuerpos aparecidos en fotografía, en vídeo, en la pantalla de un móvil, etc. Todas estas fantasmagorías cambian de medio cuando viajan de un cuerpo a otro a través del tiempo y de la historia. Actualmente, esta migración de la información de danzas entre los cuerpos, como el resto de información, se da de forma fragmentada, acelerada y descontextualizada. En *Supermedium* el escenario se convierte en una *matrix* en la que los fragmentos son rastros de memorias corporales y afectivas que poseen, invocan y exorcizan a las bailarinas, así como a todo el cuerpo escénico, para generar una nueva danza que especula, ficciona y baila entre un tiempo pasado, futuro y presente. Uma Thurman en *Pulp Fiction* bailando junto a un *Lago de los cisnes* con música dron compuesta por Uge Pañeda (Okkre). Un TikTok junto a una sardana. Un híbrido de Raffaella Carrá y Anne Teresa de Keersmaeker. Trisha Brown saludando a Àngels Margarit. Diana Ross bailando junto a Martha Graham o Patrick Swayze bailando un *cover* de reguetón.

Muchas bailarinas y coreógrafas, ya sea por interés, deseo, edad, lesión o precariedad del sector, en algún momento hacemos alguna formación de yoga, taichí, chi kung, kung-fu, katsugen, butho, kalaripayatu, aikido. Otra vez, yo no soy ninguna excepción. Soy profesora certificada de yoga Iyengar. La formación me costó tres mil euros y dos años. Hice la formación porque en aquel momento de mi trayectoria (2015-2018) tenía dinero y porque necesitaba algún tipo de rutina corporal que me arraigara en el caos que me suponía ser bailarina *freelance*. Suplir la inestabilidad de todo lo que me rodeaba por una estabilidad interna que el yoga prometía otorgarme si me hacía lo bastante devota a la práctica y al estudio, me pareció una buena oferta. También lo hice para sobrevivir en caso de no encontrar trabajo, aprovechando el esplendor y la expansión de las prácticas orientales enfocadas al bienestar europeo, y porque, como ya he mencionado anteriormente, me había enamorado de mi profesor de yoga.

A pesar de ser profesora certificada de yoga Iyengar, actualmente no doy clases, pero soy practicante de yoga y ocasionalmente de muay thai. Un om y un puñetazo, un om y un puñetazo.

Mi necesidad de bailar y crear no nace de una unión o comunión con el todo, sino ¡de una separación del todo! Una experiencia de disociación y enajenación de mi cuerpo respecto al mundo, cisma que reduzco bailando y performando mis propios monstruos.

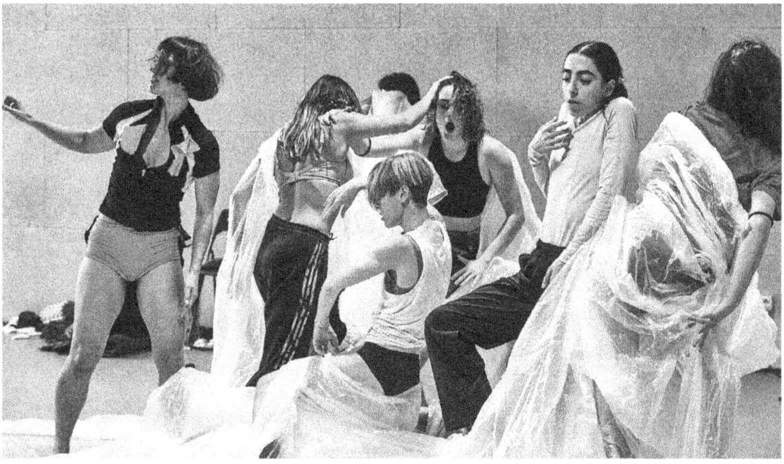

© Tristán Pérez-Martín / *Supermedium* en el Centre de Creació de Dansa i Arts Vives Graner de Barcelona, 2023 / bailarines: Emma Riba, Laura Morales, Clara Tena, Berta Pascual, Anna Calsina, Mabel Olea y Blanca Tolsá.

Darwin y la danza de la supervivencia

When I started training
I was a seven-year-old
piece of shit inside who
had a body I decided
could communicate for
God who was just using
my shittiness as his
home away from home,
and there's your proof.[26]

Dennis Cooper

Yo, a la edad de siete años, desconfiaba plenamente de mi intuición. La razón había ganado una lucha entre lo que yo sentía y lo que era o tenía que ser a los ojos de alguien (un alguien plural y anónimo). Me sentía separada de mí misma y del mundo. Por este motivo cuando descubrí el yoga y la promesa de unión con el «cosmos» mordí el anzuelo. Volviendo a Sara Ahmed (2023), «es difícil no verse a una misma tal y como te ven las otras». **Yo, de ya muy joven me sentía una iagen hecha al espejo de otras miradas.**

Era imposible romper aquel espejo, dejar de obedecer los mandatos de una mirada externa, anónima y plural que me disociaba, y que el poder de la danza y la performatividad entraran en juego fue fruto de esa imposibilidad. En vez de agotarme luchando para reducir aquella separación, podía bailar en la separación, ser la separación. En vez de luchar contra la invisibilidad, podía ser el fantasma.[27] Bailar era,

26 Texto inédito del escritor Dennis Cooper recitado en 2010 durante la función *This is How You Will Disappear*, de Gisèle Vienne.
27 Estas nociones las he ido descubriendo, experimentando y poniendo en práctica gracias a talleres hechos con bailarinas y coreógrafas como Dana

de nuevo, una sonrisa, un lugar desde el que desactivar todas las etiquetas y todas las miradas. «Si no puedo bailar, tu revolución no me interesa», decía Emma Goldman.[28]

En los inicios, descubrí (inconscientemente) que, cuando bailaba, la mirada de un saber externo a mí desaparecía. Bailando me di cuenta de que el saber no era una verdad absoluta ajena a mí, sino una práctica viva, integrada en mi cuerpo, en mis sensaciones, en mis movimientos. La danza se convirtió en un espacio en el que el conocimiento no procedía de ninguna autoridad externa, sino que surgía de la interacción entre mi cuerpo, mis emociones y mi percepción del mundo.

Crecí con los ideales del progreso asumidos y transformados por la lógica del capitalismo. Antes de tener tiempo de comprender esos principios ideológicos, estos fueron calando imperceptiblemente en mi cuerpo,[29] tenía que ser competitiva y exitosa para sobrevivir. Si hubiera podido, habría pedido que me apuntaran a gimnasia, porque

---

Caspersen (Cullbergbaletten, Estocolmo, 2017), Ria Higler (La Caldera Les Corts, 2015), Chrysa Parkinson (Cullbergbaletten y La Caldera Les Corts, Barcelona, 2016-2017) y con Silvia Cepero (*Territoris*, 2023-2024).

28 La frase «Si no puedo bailar, no es mi revolución» se atribuye a menudo a la anarquista y feminista Emma Goldman. Aun así, ella no dijo ni escribió esas palabras exactas. Emma Goldman expresó sentimientos sobre la importancia de la alegría y la libertad, incluyendo el acto de bailar, en el contexto del activismo político y social. La mala atribución proviene probablemente de una paráfrasis o reinterpretación de sus ideas. La declaración documentada más cercana de Goldman que se relaciona con esa frase es de su autobiografía, *Living My Life* (1931), en la que ella recuerda un incidente en el que un joven revolucionario la criticó por bailar en una fiesta, cosa que implicaba que ese comportamiento era frívolo e inadecuado para alguien que de dedicaba a causas serias. Goldman respondió firmemente afirmando que no creía que valiera la pena luchar por una revolución que negaba a las personas la alegría de vivir y bailar. (conversación con Chat GPT, IA).

29 Søren Evinson, en su *performance A Nation is Born in Me*, expresa muy bien este concepto.

había visto por la tele a los atletas de los Juegos Olímpicos del 92 y me parecía que nadie podía ser más fuerte que aquellos atletas que saltaban, volaban y hacían piruetas desafiando la ley de la gravedad.

Curiosamente, cuando empecé a trabajar como bailarina-intérprete para Gisèle Vienne (2012), fue para reinterpretar un papel en el que tenía que hacer de gimnasta. La pieza se llama *This is How You Will Disappear* (Así es como vas a desaparecer) en la que yo interpretaba acciones de autoperfección y autodisciplina a través de un entrenamiento con un entrenador pedófilo, interpretado por Jonathan Capdevielle. El entrenamiento se desarrollaba en un espacio escenográfico fantasioso: un bosque encantado, el bosque tenebroso de todos los cuentos de nuestra infancia, en los que una muchacha está en peligro frente a un lobo feroz (*La Caperucita*), una bruja (*Hansel y Gretel* o *Blancanieves*), una bestia salvaje (*La Bella y la bestia*), entre otros. «¿Cuán perversa y pervertida es nuestra sociedad para haber integrado en el imaginario popular que cualquier niña que cruza un lugar desconocido va a ser raptada, violada o asesinada?»[30] **Gisèle Vienne ha sido referente e inspiración en mi práctica artística como bailarina y coreógrafa.** Trabajando a su lado, he aprendido a ver la luz dentro de la oscuridad y a confiar en la potencia de una coreografía invisible; la coreografía afectiva que sostiene y está en diálogo con la forma estética de los pasos, la composición en el espacio y la imagen. Si alguno de los lectores ha visto su pieza *Crowd* (pieza en la que también he participado como intérprete y asistente artística), entenderá esa magia invisible de la que hablo.

Con la danza, como niña, en aquel momento en el que habría deseado ser gimnasta para ser más fuerte, para tener el control absoluto de mi cuerpo, me di cuenta de que bailar también me daba un superpoder, el

---

30 Comentario que Gisèle Vienne compartió durante la charla después de la función de *This is How You Will Disappear* en el Sadler's Wells de Londres en el año 2022.

de validarme. Bailar no me hacía volar como las gimnastas o como el ojo de Dios, pero me hacía sentir que lo que hacía tenía un valor, un espacio, un lugar, un cuerpo.

A veces desarrollamos estrategias que nos son indispensables para sobrevivir y las cargamos a lo largo de la vida, aunque tal vez ya no las necesitemos. Como he expresado en distintos momentos del libro, en aquellos comienzos, la danza me resultó una herramienta que quizá cumplía la función de hacerme sujeto, de existir. En ese sentido, **valorar en cada momento qué es la danza con relación al lugar donde estoy me ha sido de gran ayuda. Seguro que la danza es muchas cosas dependiendo del contexto y el momento en que se dé.**

No veo la danza ni la creación como una forma de terapia, sino como una forma creativa de ponerse en contacto con la propia piel en una época en la que todo empuja a sentirse enajenada. En ese sentido, **quiero aclarar que cuando hablo de afectos en el trabajo coreográfico en ningún caso hablo de un trabajo terapéutico, sino de validar el lugar desde el que la danza emerge por encima de una técnica corporal, entender ese lugar como potencia creativa para ponerla en juego dentro de la creación coreográfica y performativa.**

Tendencias y contexto catalán

Hace mucho que sabemos que todo está todo el tiempo.

Jaime Conde-Salazar. *La danza del futuro*, 2018

En un contexto de conectividad global, en el sector de las artes escénicas, y en muchos otros sectores, ha surgido una contratendencia: el reconocimiento o la recuperación de las particularidades culturales, las raíces y las tradiciones, como también un interés por hacer contemporáneos, y conservar, esos «orígenes».

Esto sucede en el ámbito de la danza contemporánea catalana, pero también en otros ámbitos. En el ámbito musical en Cataluña, por ejemplo, las Tarta Relena o Los Sara Fontán combinan elementos de música clásica, rock, electrónica y *noise*, mezclados con influencias de la música tradicional. Rosalía, quien ha recogido una tradición de canto y ritmos flamencos (no sin haber sido cuestionada en sus comienzos por su origen catalán, es decir, no gitana o flamenca) y la ha hibridado con influencias del trap o el k-pop. O Marina Herlop, que lleva mucho más lejos el concepto de tradición componiendo un lenguaje que integra sonidos sintetizados y manipulación digital con técnicas tradicionales que navegan entre sonoridades que nos resultan familiares o tal vez extrañas o ajenas a nuestra cultura. Pongo estos referentes musicales porque me parece que las propuestas artísticas, las formas, las herramientas y la mirada de estos referentes a la hora de abordar la creación, son coetáneas a las formas de trabajar de algunas coreógrafas contemporáneas, que no definen su identidad cultural/artística a través de un único género, sino a través de una hibridación de varios géneros, que a menudo también incluyen distintas influencias culturales, entre ellas, la catalana.

Esto de hibridar estilos tal vez haya existido siempre, pero se vuelve casi inevitable en la era de la información, de las redes globales y la tecnología. Desde el punto de vista filosófico, este planteamiento podría relacionarse con teorías posthumanistas que apuestan por una identidad híbrida, fluida y en relación con la tecnología, en contraposición a una identidad estática, estable y única. Esto no significa que tengamos que sucumbir al poder de la globalización y al desasosiego de los ritmos actuales de producción, sino que personalmente me interesan formas de integrar las partes positivas que la tecnología aporta y al mismo tiempo ser crítica con ellas.

En el ámbito de la danza y la coreografía, la danza de raíz ha adquirido recientemente más importancia dentro de la contemporaneidad, fruto de la dinámica y el agotamiento del marco global antes expuesto. Este marco, aparte de fluidez, riqueza cultural e hibridación de géneros, quizá surge también de un sentimiento de incertidumbre o pérdida del sentido de pertenencia en el que seguro que muchas podemos reflejarnos; es lo que Bauman ya llamó *modernidad líquida* (2007). Como bailarina y coreógrafa *freelance*, me siento absolutamente inmersa en esta liquidez, que se ve acentuada por los proyectos cambiantes, los viajes de gira y la inestabilidad laboral. Como bailarina, en algún momento me sentí una especie de Bill Murray en *Lost in Translation*, pero en vez de vestir con el uniforme de empresario (maletín, traje y reloj) iba con el uniforme de bailarina (mochila, chándal, *tote bag* y botella de agua con el nombre de un festival).

Dentro de esta pérdida del sentido de pertenencia, también existe la sensación de la pérdida del propio cuerpo o de las acciones y el contacto presencial y físico. El mundo virtual no ha llegado para hacer desaparecer el cuerpo ni la danza, ni las prácticas ni los encuentros físicos, pero sí que tal vez haya llegado para generar nuevas formas de concebirlos. Actualmente, los más ricos no solo huyen del mundo digital, sino que también «gastan dinero en todo lo que promueve el contacto humano físico o presencial» («Human Contact Is Now a Luxury Good», *New York Times*, 2019). En ese sentido, ¡quién sabe si la danza del futuro será un bien de prestigio!

Volviendo al contexto de un interés por las particularidades culturales como tendencia artística, me pregunto si la preservación y la promoción de la danza puede llegar a hacer frente al contexto de cambio y globalización en la sociedad contemporánea. Por una parte, me parece indispensable pensar la danza en un contexto de alarma medioambiental, pensar modos más sostenibles de creación escénica, producción y distribución. Ahora bien, también me parece indispensable no caer en la promoción de una nueva moda basada en las dinámicas de la novedad y de la apariencia «local» y «tradicional». En *La danza del futuro*, Jaime Conde-Salazar lo expresa muy bien:

«...todas hemos sido testigos de la ansiedad ridícula que agita a festivales, teatros y demás, y que las impulsa a perseguir incansablemente lo último, a pelearse por el estreno absoluto, a descubrir al artista revelación, a inventarse nuevos movimientos y nombres...».

Aquí, «lo nuevo» sería «lo viejo» en el sentido de que lo nuevo hace referencia a la tradición, al pasado. Jaime Conde-Salazar prosigue:

Pero ya sabemos que lo nuevo, la posibilidad de que aparezca algo que nunca nadie ha imaginado antes, no es otra cosa que una estrategia narrativa que el relato oficial utiliza para autolegitimarse. La danza del futuro no participa de esta estructura narrativa lineal, positiva e insaciable. La danza del futuro no viene después de nada, no viene a mejorar nada, ni a dar de comer a ninguna bestia moderna adicta al consumo de novedad. Porque hace mucho que sabemos que todo está todo el tiempo (Conde-Salazar, 2018).

¿Hay algún modo de habilitar el pasado, el presente y el futuro de forma no lineal y de modo que no siga este discurso de la novedad? En Cataluña actualmente hay varios festivales y teatros que se interesan por esa mirada más sostenible, local e híbrida entre lenguajes dancísticos de raíz y el lenguaje contemporáneo. En el Festival Dansàneu, por ejemplo (que me ha programado en varias ocasiones), en 2022 presenté *Cyberexorcismo*, en el que vinculaba danzas a redes sociales (TikTok) con una especie de nuevo folklore digitalizado y globalizado, y con una nueva forma de ritualidad contemporánea. Este nuevo folklore (el digital) no es el emblema de ninguna nación, tradición ni cultura concreta, sino de un mundo global e intercultural. Desde ese engranaje, la *performance* actualmente se presenta tanto en formato teatral como en formato *site-specific*, en plazas de ciudades y pueblos, apelando a un nuevo modo de generar comunidad y tradición en las generaciones más jóvenes y que también nos incluye como cultura y país, a pesar de no estar arraigada en un lugar físico concreto, sino en muchos. La *performance* no tiene tanto que ver con las particularidades culturales catalanas, como con los lenguajes dancísticos que se generan a través de las redes sociales, y con cómo, poniendo de manifiesto los códigos, la utilización del tiempo, los lenguajes y los mecanismos que se generan en el diálogo entre sujetos y tecnología, podemos generar una crítica más compleja, sin una mirada negativa hacia la tecnología o los jóvenes, recogiendo una perspectiva encarnada en los cuerpos que intenta evitar un discurso adultocéntrico hacia esos nuevos rituales. *Cyberexorcismo* se creó sobre todo a través de largos diálogos con las intérpretes/*tiktokers*[31] a través de largas improvisaciones y de mi búsqueda y participación en las redes sociales para sumergirme en aquella experiencia.

En un encuentro entre Aina Lanas, Valentina Azzati y Glòria Ros durante el que conversamos sobre el sector de la danza en Cataluña tomando un vino blanco en la terraza de un bar, coincidíamos en el hecho de reconocer una tendencia a poner en valor las raíces. Nos preguntábamos el porqué de ese interés de teatros y festivales. ¿Se trata de un interés real por los artistas y las prácticas coreográficas no muy integradas o valoradas en el mercado de la danza contemporánea hasta el momento? ¿A qué se debe este cambio? ¿Nace esta tendencia de un interés social? ¿De un interés medioambiental que apuesta por la proximidad? ¿Se trata de un interés real por parte de los teatros y los artistas por estas prácticas no incluidas en la danza contemporánea hasta el momento? A ese interés por las particularidades culturales se vinculan las danzas sociales o las que entrañan una colectividad: danzas urbanas y folklóricas del mundo entero y danzas y movimientos populares actualmente viralizados a través de las redes sociales. ¿Viene el apoderamiento dado por el apoyo de los grandes teatros y festivales contemporáneos, por el uso de las redes, y la resistencia y la agencia por parte de estas danzas de raíz, o por el diálogo entre ambas partes? ¿Se trata de un interés político?

La búsqueda de las raíces, las particularidades culturales, la colectividad y los aspectos sociales y medioambientales en

31 Diálogos en el capítulo «Práctica».

todos los ámbitos artísticos están en alza, y eso hace que me pregunte cómo situarme respecto a mi propia práctica.

Como bailarina y coreógrafa catalana he pasado casi media vida viajando y trabajando en otros países. Cuando me gradué en Danza Clásica en el Institut del Teatre (2005), entré en la compañía IT Dansa. Aquellos años fueron duros en cuanto a la relación con mi propio cuerpo, ya que sufrí un trastorno alimentario, disociación y prácticas de autolesión que la danza de algún modo me ayudó a superar. Es decir, la danza no fue la causa ni tampoco la solución, pero fue un instrumento a través del cual poder reinventarme. Tal y como he ido expresando, bailar era un espacio de reidentificación y experiencia de mi cuerpo en relación con los demás.

Al salir de IT Dansa me puse a hacer audiciones como hacemos la mayoría de los bailarines. Aquí en Cataluña, en aquel momento veníamos de una ruptura del tejido dancístico catalán como consecuencia de una crisis económica que se arrastraba desde 2008, durante la que muchas compañías establecidas perdieron las subvenciones que las sostenían y se vieron obligadas a cerrar.

En ese desierto dancístico, algunos bailarines nos marchamos y otros se quedaron para intentar sembrar un nuevo tejido. De ese desierto surgió una especie de diáspora de bailarines catalanes, y al mismo tiempo también surgió alguna compañía con tanto renombre como el que tiene hoy La Veronal, que actualmente sobrevive especialmente gracias al mercado internacional por la falta de posibilidades en el mercado nacional, como muchas otras compañías.

Me siento bailarina y coreógrafa catalana, pero no me siento una etiqueta ni una identidad sólida, sino que esta está influenciada y mezclada con otras culturas, y no pienso que esto haga mi coreografía o mi danza menos catalana. Me interesan las tradiciones en el campo de la danza y, al mismo tiempo, este regreso a las particularidades nacionales y lo artístico vinculado a una mirada social, me genera una alerta roja. Como bailarina-corógrafa-antropóloga he empleado más tiempo en interesarme por la danza en Cataluña inserida en este marco de tensiones entre lo local y lo global en la era capitalista y consumista, que por la idea de danza identitaria, por la idea de origen o de raíz. Del mismo modo, pienso que la práctica artística y específicamente dancística puede ser social y comunitaria, pero no es una cualidad inmanente a la danza. Es decir, no se puede esperar que una coreógrafa desarrolle una obra y que tenga que ser compartida en un proceso de «comunidad del barrio», tenga que ser compartida a través de talleres para profesionales y *amateurs*, tenga que cumplir los estándares profesionales de un teatro y de un *site-specific*, que denote directa o indirectamente el emblema de una cultura nacional o de raíz, y tenga algún vínculo a escala social y ecológica. ¡Todo no se puede! Pero a la vez, ¡debe existir todo! Todo se merece un lugar y es símbolo de riqueza cultural que haya distintas formas de acercarse a la danza contemporánea catalana.

Como bailarina y coreógrafa durante años me he sentido, y me sigo sintiendo, obligada a mantener un pie fuera en el mundo y en contacto con una red de teatros y festivales internacionales para subsistir en este trabajo. En cierto modo es una obligación y en cierto modo un deseo y un privilegio. Una obligación en el sentido de que desearía que tener un pie fuera, fuese solo una opción, no una obligación. Actualmente, a causa de la debilidad del tejido de teatros que programan danza en Cataluña, es difícil conseguir una gira en casa. Incluso en el caso de un Cèl·lula 4 (*Supermedium,* 2024), una pieza de gran formato producida al cien por cien por el Mercat de les Flors y subvencionada por la Generalitat, no ha encontrado ni un solo teatro, aparte del Festival Dansàneu (2024, en formato *site-specific*) que la haya programado. Cuestionar la validez artística de mi propia obra es absolutamente necesario, pero también me siento obligada a poner en cuestión la economía destinada a la programación de danza en el país, como también la responsabilidad de los teatros equipados para programar danza. Tomando como referencia las experiencias del Cèl·lula 3 y 2, como también de otras compañías y compañeras catalanas que no consiguen hacer gira más allá del marco de festivales concretos, entiendo que mi caso no es aislado.

Como bailarina y coreógrafa catalana me define una cultura artística que no solo bebe de Cataluña. Mi práctica coreográfica está influenciada por largas estadías en países nórdicos, especialmente en Noruega y Suecia, donde estuve bailando y, en una ocasión, coreografiando para la compañía nacional de danza contemporánea de Noruega (Carte Blanche Dance Company), y en Suecia como bailarina con tres compañías, entre ellas el Cullbergbaletten (2018). Mis últimas creaciones, *MEDIUM* (2022) y *Supermedium* (2024), han sido fruto de la colaboración con una amiga y coreógrafa noruega a quien conocí compartiendo un proyecto en Oslo como bailarinas hace más de diez años: Ingri Fiksdal.

En esas dos creaciones, el lenguaje coreográfico no es un sello personal, ya que es un híbrido de nuestros dos lenguajes e intereses coreográficos. ¡Qué maravilloso es colaborar cuando encuentras a la persona ideal para hacerlo! Qué maravilloso es perderse (o tal vez tendría que decir encontrarse) en el lenguaje del otro para sumar fuerzas, no para restar.

No pongo los países nórdicos por encima de los países del sud en cuanto a manera de hacer, de pensar, de bailar o de coreografiar. Actualmente en Cataluña sería un sueño poder dotar del mismo valor el cuerpo lumínico, el cuerpo sonoro y el cuerpo escenográfico, pero lo cierto es que los procesos de creación contemporánea a menudo cuentan con una economía muy ajustada, que constriñe y reduce el tiempo de creación y la posibilidad de involucrar desde un principio como agentes creadores a todos los miembros del equipo artístico para poner todos los elementos escénicos en juego.

Volviendo al tema de la identidad como coreógrafa y bailarina catalana, quisiera remarcar que es una realidad que algunos (o muchos) bailarines hemos sobrevivido gracias al diálogo entre Cataluña y las giras y las compañías internacionales que nos acogen para trabajar. Es paradójico: la danza es un lenguaje que no tiene fronteras y que nos ha facilitado a los bailarines movernos geográficamente hablando. Esta frase, sin embargo, apela a un nosotros blanco y occidental, y haría falta poner en valor y en contexto que, pese a que la danza posibilita el movimiento y la movilidad geográficamente hablando, no todos los bailarines del mundo experimentan esa idea bucólica de la danza sin fronteras. Por poner un ejemplo cercano, he experimentado cómo una amiga coreógrafa y bailarina de Filipinas, Eisa Jocson, tenía que bregar con un montón de trámites en cuanto a permisos y documentos para poder coordinar giras imposibles por la abrumadora burocracia que supone no tener nacionalidad europea.

Concebir la danza y la coreografía como símbolo catalán sin pensar en la influencia y el diálogo con el contexto internacional, no me parece una posibilidad. **Mi práctica coreográfica se enmarca en el contexto de una Cataluña que pone en valor su cultura sin ser hermética y sin dejar de reconocer la necesidad (por supervivencia y por el interés de la riqueza artística) de relacionarnos con el resto de los bailarines, coreógrafos y danzas del mundo.**

Versions

It is a molecular listening: an eternal dance of atoms.

Barbieri, 2021

En mis trabajos hay una insistencia en la idea y el mecanismo coreográfico del *cover* o versión. Una versión no es una copia; es una reinterpretación o recreación de un contenido preexistente. Es una especie de áncora, y al mismo tiempo una continuidad en transformación a la que regresar (Barbieri, 2021). Así como para Caterina Barbieri los *loops* musicales son una especie de obsesión, una especie de *nudo psíquico* o *un enigma por resolver* (2021), el movimiento para mí contiene esa cualidad circular y de transformación

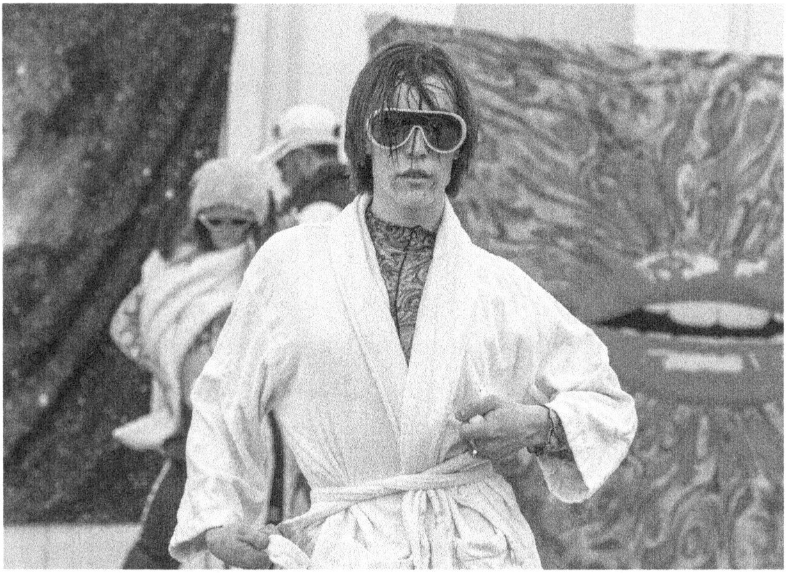

© Dani Codina / *Cyberexorcismo*. Festival Límbic 2023, Sitges. En la foto: Pablo Monfort.

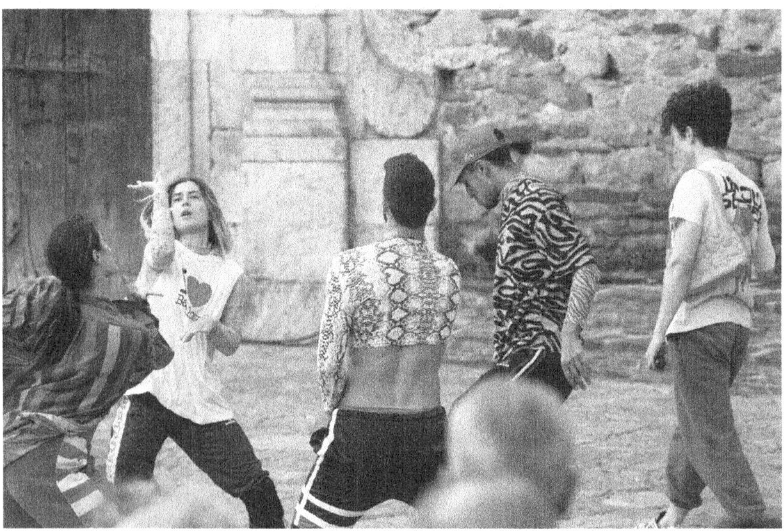

© Rut Solé / *Cyberexorcismo.* Festival Dansàneu, 2022. Plaza de Isil. En la foto: Francesco Palmitesta, Berta Pascual, Pablo Monfort, Carlos G. Corchia.

y a la vez de retorno; una danza infinita, conocida y a la vez desconocida en cada repetición.

En *Likes y Superlikes* hago referencia al fenómeno popular del *cover-dance*. En *Spiritual Boyfriends* apelo a una repetición de patrones a través de una espiritualidad encarnada en los cuerpos. Performo gestualidades, movimientos y expresiones que se reproducen, pero también se transforman en escena, del mismo modo que se han transformado a lo largo del tiempo. En *Cyberexorcismo* hago referencia a los tiktoks en la repetición y la variación de unos mismos pasos y coreografías en redes, pero también en la transformación de estos en escena, lo cual se produce por el trasvase de este mecanismo de repetición virtual (*scroll infinit*) a un mecanismo físico, escénico y presencial. ¿Qué ocurre cuando la repetición no es digital sino afectiva? En *Futuralgia* son los movimientos repetitivos de un entrenamiento corporal. Incluso en *PORTAL* (2014), uno de los primeros solos que creé, había una videoproyección[32] al final de la pieza, y unas escenas se repetían en bucle infinitamente (hasta que el público decidiera irse). Eran varios escenarios combinados con una misma postura estática en la que aparecíamos yo y el músico/compositor Gisle Martens Meyer, con el que colaboré para esta creación.

Con Gisle trabajé por primera vez en *La Muda* (2012), pieza coreografiada para la Carte Blanche Dance Company. Volvimos a colaborar en *PORTAL* (2014), pieza que se estrenó en el Festival Oktoberdans de Bergen (Noruega) y en la Sala Hiroshima de Barcelona. En ambas piezas, aparte de ser el compositor, Gisle colaboraba performativatívamente en escena. En aquel momento también fue un referente que despertó en mí interés por la digitalidad desde aspectos tanto técnicos como filosóficos.

Otro referente para abordar la idea del *cover* ha sido el artista visual Oliver Laric (*Versions*, 2010). *Versions* es un vídeo artístico en el que se utiliza una iconografía visual y en el que no hay jerarquía

32 Códigos QR del vídeo en el capítulo «Práctica».

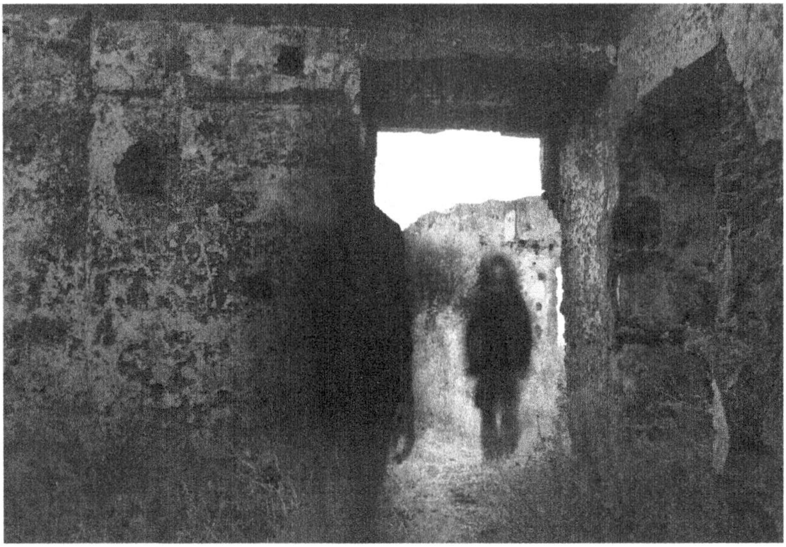

Selfi / Proceso de creación de *PORTAL*, 2014. Espaço do Tempo, Montemor-o-Novo / En la foto: Gisle y Núria.

entre el original y su versión. No hay ninguna verdad única, ningún original, solo versiones entre otras versiones posibles. Puntos de vista entre otros puntos de vista.

En *Spiritual Boyfriends* tomé como punto de partida una investigación visual/antropológica sobre las gestualidades, los cuerpos y las posturas que han representado y encarnado la espiritualidad a través de la historia. El ejercicio de antropología visual en escena se despliega en vivo, es decir, a través de mi propio cuerpo performando las posturas. En una segunda escena, aparece el archivo visual (videoproyección). En *Spiritual Boyfriends,* la espiritualidad y la imagen están directamente asociadas a un poder religioso, político, social y cultural, en el que el cuerpo y sus representaciones simbólicas se reproducen como un meme y adquieren distintos tipos de valor según el contexto.

«Oliver Laric utiliza memes, móviles, copias, versiones y agencia colectiva para hacer arte, que define como "suyo" solo en parte» (Larios, 2014).

Estas ideas también fueron muy inspiradoras para la investigación y la creación de *Cyberexorcismo, MEDIUM* y *Supermedium*. En *MEDIUM* y *Supermedium* es la danza en sí lo que se reproduce, lo que se transmite, lo que se transforma, al mismo tiempo que persiste a través de los cuerpos. Así pues, la reproducción siempre se aborda desde la fractura o la fisura que abre cada repetición, entendiéndola como la posibilidad de transformar el movimiento.

Musicalmente mis trabajos han sido interpelados por artistas que también utilizan la idea de repetición, versión o *loop*. William Basinski o Caterina Barbieri, por ejemplo, han sido referentes musicales inspiradores para mi práctica coreográfica. Cuando creó el disco *Desintegration Loops*, Basinski estaba archivando una serie de cintas magnéticas con grabaciones antiguas procedentes de emisiones radiofónicas que en principio había descartado, hasta que se quedó atrapado en un *loop* y decidió poner en marcha una grabadora de CD y jugar con el sintetizador. Al cabo de unos minutos de grabación, observó que el sonido de la cinta cambiaba: la cinta era vieja y estaba deteriorada, cosa que hizo que el fragmento musical cambiara, se desintegrara poco a poco con cada repetición, dejara breves espacios de silencio y deformara el motivo original. Su música, el sonido desgastado o la desintegración de la cinta evocan la finitud o la fragilidad de los cuerpos. El sonido de las antiguas cintas de caset, cuando la cinta magnética se desintegra a cada *loop*, evoca una cierta fragilidad de los materiales o los procesos físicos en contraste con los digitales. La materialidad efímera del cuerpo y de la cinta magnética frente a la cualidad infinita e inmutable al tiempo de lo digital. A través de la música Basinski pone de manifiesto, tal y como expone David Le Breton, en «El adiós al cuerpo» (2007), la noción de un cuerpo humano que se hace torpe, finito y lento frente a los ritmos, la infinitud, la durabilidad y la agilidad del mundo digital:

«Conectados con el ciberespacio los cuerpos se disuelven. El viajero de la galaxia de la Internet no está más vinculado a un cuerpo físico, lleva a cabo, en un mundo inmaterial, exploraciones sucesivas bajo identidades diferentes. Sean cuales fueren su edad, su sexo, enfermedad o discapacidad, se mueve a su gusto y según su competencia en un universo de datos. El ciberespacio es otra tierra de asilo para los imaginarios de la desaparición del género, del sexo, de la edad, de la clase, etc. [...] Para los partidarios del fin del cuerpo el reino biológico es anitcuado y está en vías de ser eliminado por las máquinas. [...] Pero la humanidad fuera del cuerpo es una humanidad sin sensorialidad, amputada del sabor del mundo y del gusto por la vida. [...] El cuerpo es una apuesta política, un fin revelador del estatus del individuo en nuestras sociedades contemporáneas» (Le Breton, 2021).

Antropología del cuerpo

Cuando se talan bosques, cuando se contaminan los mares
y miles de ballenas quedan varadas en las orillas,
nosotros también morimos.

Silvia Federici, 2022

Entre 2011 y 2015, cuando tenía entre 26 y 30 años, a raíz de unos viajes a Camboya, Filipinas y Corea, donde trabajé como asistente artística del coreógrafo Arco Renz, me interesé por el estudio del movimiento y la danza en relación con su contexto. Acompañando a Renz en varias creaciones por países del Sudeste Asiático, me interesé por la historia de la danza, de los cuerpos, y por el hecho de que la noción de contemporaneidad era distinta en cada país y estaba fuertemente condicionada por una mirada colonial. Con Renz conocí de primera mano las influencias del k-pop, que posteriormente inspirarían algunas de mis creaciones, como *Likes* (2018) o *Cyberexorcismo* (2022). En una creación con Renz (*Crack*, 2011) trabajamos con bailarinas de danza tradicional camboyana (*apsaras*) para adentrarnos en cómo la danza tradicional podía ser la raíz a través de la cual desarrollar una propuesta contemporánea. Para Renz era importante que la idea de contemporaneidad se comprendiera desde la óptica camboyana, desde sus raíces, su país y su cultura, y no desde la mirada de Occidente. A través de la creación *East* (2015), Renz se proponía indagar en las raíces de la danza moderna occidental marcadas por Ruth Saint Denis y Ted Shawn, que viajaron a Asia a principios del siglo XX para apropiarse de ideas y estéticas «espirituales» sobre las que fundarían las bases de la danza moderna americana. En ese viaje hojeé por primera vez el libro *Orientalism* (1979), de Edward Saïd, y me crucé con maestros de taichí y chi kung, que, desde mi perspectiva occidental, no mostraban ninguna enseñanza, aunque al menos me pareció que no intentaban desplegar sus conocimientos por el simple hecho de ocupar, de competir, de sobrevivir o de alimentar el ego. Creo que en aquellos viajes **hice las paces con el conocimiento intelectual, que a partir de entonces me empezó a parecer que no estaba tan alejado del conocimiento corporal o de la experiencia.** Ese fue un punto clave para encontrar una salida a la mirada dualista que hasta entonces me había gobernado. En los aprendizajes con Renz me reconcilié con los libros, con el saber teórico y con la palabra en relación con la práctica corporal y artística. Y eso me motivó a iniciar un grado de Antropología y Evolución Humana en la UOC, que terminé a finales de 2024. En aquellos años en que trabajé con Renz acumulaba muchas horas en los aviones haciendo de bailarina internacional *low cost* en varios proyectos y compañías; todo un mal del privilegio blanco y europeo que a veces he olvidado que tenía.

La antropología se ha convertido en la mejor aliada de mi práctica coreográfica; me ha dado herramientas para desplazar el foco o la mirada de mí sin abandonar mi cuerpo o la experiencia subjetiva. La antropología, como la danza, valida la experiencia como fuente del saber. Valida el tacto, la vista, el oído, el olfato, el gusto. Como expresa Sarah Pink en *Doing Sensory Ethnography*,

«...la antropología de los sentidos se caracteriza por tres cuestiones o debates principales. Explora la cuestión de la relación entre la percepción sensorial y la cultura, aborda cuestiones relativas al estatus de la visión y su relación con los demás sentidos, y exige una forma de reflexividad que vaya más lejos de la interrogación de cómo se escribe la cultura para examinar los lugares de conocimiento encarnado».[33] (Pink, 2009)

La antropología y el método de observación-participante no contemplan el conocimiento sin la experiencia directa en el campo. Para observar y participar hay que saber estar dentro y fuera de lo que estudias. Hay que saber alejarse para mirar con la máxima objetividad posible y acercarse para vivir una experiencia. Hay que estar muy cerca, muy dentro para «catar» lo que estás tratando y al mismo tiempo hay que saber despegarse, alejarse, para ver con distancia.

En mis creaciones a menudo he sido coreógrafa e intérprete. Tal vez esto tenga que ver con esa idea de estar dentro y fuera, de tener la experiencia y la sensación interna para tomar decisiones coreográficas y poder observar y coreografiar desde fuera. **Coreográficamente me parece que la sensación y la forma son igual de importantes.** También me parecen importantes las relaciones con los elementos escénicos (luz, vestuario, escenografía, sonido) y la experiencia afectiva y estética que pueda establecerse con el espectador.

En mis creaciones, me he inspirado en el método etnográfico para hacer entrevistas y abrir diálogos con las bailarinas participantes, con informantes externos cuando se trataba de solos o con investigaciones de antropología visual/iconográfica para, después, desplegar una propuesta performativa.[34] Todas mis investigaciones se inician desde un trabajo de archivo.

André Lepecki, en *Lecturas sobre danza y coreografía* (2013), habla, más que de un archivo, de un «deseo de archivo». En realidad, hace una diferencia interesante entre lo que define como un «deseo de archivo» y un «deseo archivístico». Para Lepecki lo archivístico hace referencia a la necesidad de atrapar, de conservar, de imitar y

---

33 Traducción de la autora.

34 Entrevistas y archivo en el capítulo «Práctica».

también de legitimar conocimiento para los que escriben/documentan la historia. También hace referencia a una visión nostálgica del pasado, como si se hubiera perdido, extraviado. En cambio, esta otra noción que expone como un «deseo de archivo» parte de la idea opuesta; parte del hecho de que todo pasado ya está por sí mismo siempre extraviado y, en lugar de crear una obra que repite o multiplica una idea histórica, lo que hace es abrir un modo afectivo de historicidad que libera el pasado y quizás abre otras formas de imaginar el futuro, que no provienen de un fracaso de memoria cultural ni de una lente nostálgica, que no pretenden fijar una idea original, sino que lo que hacen es desbloquear, liberar, transformar. En *Archivo y repertorio* (2015) Diana Taylor habla de las tecnologías digitales como sistema de transmisión y almacenaje de información que plantea nuevas cuestiones en torno a nociones como presencia, temporalidad, espacio, corporeización, sociabilidad, memoria, derechos de autor, autoridad, historia, preservación. Taylor también insiste en que lo corporeizado, lo archivístico y lo digital se yuxtaponen, trabajan juntos y se construyen mutuamente (Taylor, 2015). Durante las conversaciones que se abrieron con las intérpretes/*tiktokers* en el proceso de creación en *Cyberexorcismo,*[35] había cuestiones sobre autoría y apropiación cultural. En TikTok parece que la idea de la muerte del autor de Barthes se reencarna en la libre reproducción de vídeos y memes desprovistos de contexto y autoría. La idea de que «lo que es importante no es el autor sino el contenido» inicialmente me pareció muy interesante. A través del diálogo, sin embargo, terminamos problematizando este hecho, ya que hacía evidente una nueva forma de apropiación cultural; había creadores de contenido del mundo entero pero, no obstante, los que obtenían reconocimiento y retribuciones económicas eran gente privilegiada frente a minorías culturales o clases sociales desfavorecidas.

Mi mirada coreográfica a través del trabajo con archivo e influencias del método antropológico o etnográfico no es nada nuevo, sino

35 Conversaciones en el capítulo «Práctica».

que proviene de una corriente artística iniciada en los Estados Unidos a mediados del siglo XX: el *performance studies.* Los *performance studies* incluyen teatro, danza, artes escénicas y estudios culturales. Entre los temas que tratan están la cultura popular, los rituales, los juegos y la vida cotidiana entendida como *performance* (Schechner, 2002). En el siguiente capítulo invierto esta última frase, «la vida cotidiana entendida como *performance*», para expresar lo que ha sido para mí «la performance entendida como vida cotidiana». Es decir, cómo se ha ido construyendo para mí, día a día, la práctica coreográfica. Cómo se materializan en mi trabajo escénico y coreográfico la mirada y la experiencia de vida expuestas en este último capítulo.

PRÁCTICA

A pesar de que mi práctica coreográfica no parte ni inventa ninguna técnica o metodología ni tiene interés en hacerlo, se basa en las ideas expuestas en el capítulo precedente, que están muy relacionadas con mi trayectoria y experiencia como bailarina/intérprete con otras compañías y con mi experiencia como creadora, en la que a menudo combino los roles de coreógrafa e intérprete.

Desde 2012 he creado tres trabajos en solitario como coreógrafa/intérprete: *Portal* (2016), *Likes* (2018), *Spiritual Boyfriends* (2020). Tres piezas de medio formato como coreógrafa/directora: *La Muda* (2012), *Futuralgia* (2020), *Superlikes* (2020) y *Cyberexorcismo* (2022), las tres primeras comisionadas por compañías internacionales; *Carte Blanche Dance Company* (Norges Nasjonale Kompani For Samtidans, Noruega), *Unusual Symptoms* del *Dance Theater Bremen* (Alemania) y *ZiFinMalta* (Malta). Además de estas creaciones, he dirigido y coreografiado con Ingri Fiksdal, coreógrafa residente en Oslo, *Medium* (2022) y su versión de gran formato; *Supermedium* - Cèl·lula 4 (2024). *#Match* (2021) fue un dúo creado junto con Francesc Cuéllar en el marco del Festival Dansàneu, y con Sonia Gómez, a lo largo de los últimos años, también hemos hecho varias colaboraciones coreográficas/performativas, a menudo asociadas a actos contra la violencia de género.[36] Además de estas creaciones y cocreaciones, he colaborado como coreógrafa con muchas otras artistas y compañías, pero aquí voy a referirme solo a las coreografías que he dirigido o codirigido.

A continuación, desarrollo mis trabajos coreográficos con relación a las reflexiones hechas con anterioridad. Adjunto algún QR para que puedan visualizarse materiales específicos como curiosidad, si bien el material visual de documentación relacionado con las piezas puede verse en mi web www.nuriaguiu.com.

---

36 Día Internacional para la Eliminación de la Violencia contra las Mujeres, año 2022, Parlamento de Cataluña. Inauguración de la exposición de Ivet Eroles «Bruixa de dol», en el Festival Dansàneu de 2024.

La Muda (2013)

She took photos of herself that were anything but self-portraits; photos that stuck two fingers at the then received wisdom that the camera never lies - her camera *always* lied.

Sherman, 2011

La Muda fue una pieza comisionada por la compañía nacional de danza contemporánea de Noruega (Carte Blanche Dance Company, Bergen) dentro del programa Yasgur's Farm, propuesto por el director de la compañía, Bruno Heyndrickx, en el que invitó a jóvenes coreógrafos (yo entre ellas) a diseñar creaciones (de mediana duración) para la compañía en un programa compartido. *La Muda* se creó durante el 2012 y fue presentada en la Ópera de Oslo y en el Studio Bergen en 2013. La pieza indaga conceptualmente en una hiperrealidad inspirada en *Alicia en el País de las Maravillas*,[37] haciendo referencia a un juego de percepción en el que la frontera entre la realidad y su representación se difumina hasta el punto de que la copia o la representación puede terminar siendo más valiosa o significativa que la propia realidad.

El título de *La Muda* hace referencia a un cambio de piel y también a la imposibilidad de expresión verbal. *La Muda* evocaba la idea de transformación, liberación del cuerpo físico o de armazón vacío, de avatar, de simulacro. También apuntaba a un silencio impuesto, quizás

---

37 Tres años más tarde, realicé una colaboración con el colectivo Tiler Gab (*http://tilergab.com/*) para crear una pieza corta (dueto) que titulé *Alice*. La pieza se presentó en el Festival FIMA 2017 de Morelia (México) e indagaba en el concepto de madriguera como metáfora de una caída infinita en las redes sociales, en «el mundo de las maravillas». En *Alice*, Antonella Sampieri y yo aparecíamos vestidas igual, como dos copias que bailábamos en forma de espejo. *Alice* se creó en diálogo con el colectivo Tiler Gab, que trabajaba con un software DMX personalizado para controlar treinta y dos cargas de luz motorizadas que componían una escenografía lumínica.

un modo de restricción o control. Intenté trabajar coreográficamente este concepto con las bailarinas y el equipo artístico. Digo intentar, porque realmente eran los inicios de mi trayectoria coreográfica profesionalmente hablando, era mi primera coreografía de grupo y había una presión importante: la de estrenar en la Ópera de Oslo con una compañía nacional. Yo tenía veintisiete años. En aquel momento aún no tenía claro cómo podía transferir ideas conceptuales al plano físico o la coreografía, trabajaba con un lenguaje poético (visual, física y textualmente) y a veces tendía a caer en escenas representacionales.

¿Cómo puedo crear conceptos coreografiables sin caer en la representación? ¿Cómo puedo combinar teoría y práctica? Nunca he dejado de hacerme estas preguntas y han sido parte de mi proceso de aprendizaje como coreógrafa a través de un método duro pero muy efectivo: el de ensayo y error.

En 2014 repuse un extracto de *La Muda* en Cataluña con los bailarines Antonella Sampieri, Lautaro Reyes, Julia Robert y Rudi Cole. Al extracto lo llamé *Login* y se presentó en un triple programa en el Festival Sâlmon de 2014.

Fue antes de empezar a estudiar antropología, estudios a través de los cuales encontré herramientas para abordar el proceso coreográfico de un modo más consistente. La música y el diseño sonoro en *La Muda* fueron de Gisle Martens Meyer, con quien posteriormente también colaboré en *PORTAL* (2014). En *La Muda*, Gisle utilizó sonidos digitales y de redes, y los convirtió en instrumentos dinámicos, paisajes sonoros atmosféricos y patrones de percusión que tocaba en directo a través de unos mandos. Para la luz, el vestuario y el movimiento me inspiré en artistas visuales como Cindy Sherman, Gregory Crewdson, Denise Grünstein, Jon Rafman o Mark Jenkins.

Extracto de la secuencia inicial de *La Muda*.

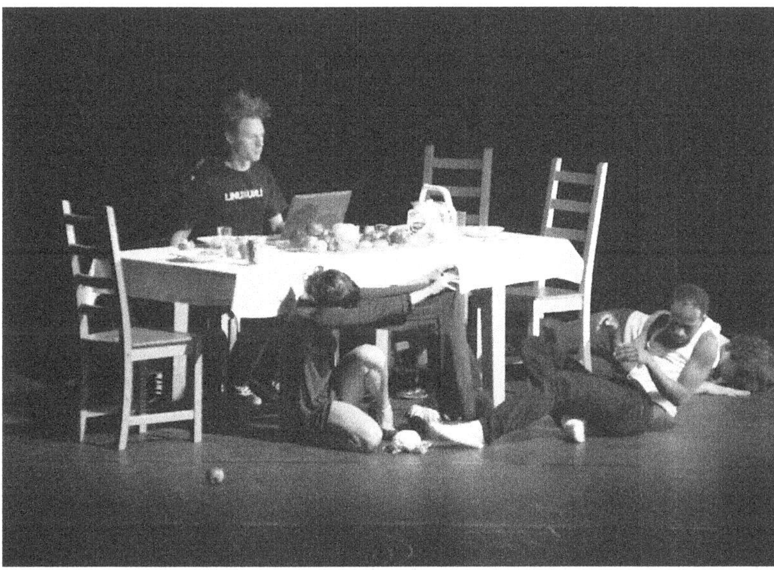

Captura de pantalla de la vídeodocumentación de *La Muda* / Studio Bergen, Carte Blanche Dance Company, 2013. En la foto: Gisle Martens Meyer, Jennifer Dubreuil, Simbarashe Fulukia y Timothy Bartlett.

PORTAL (2014)

I am not always where my body is.

Aisha Devi, *DNA Feelings*, 2018

Después de *La Muda*, proseguí mi colaboración con Gisle Martens Meyer, con el que compartíamos intereses en cuanto a *performance* y espacio digital. El título de *PORTAL* hace referencia a un punto de entrada (ciberpuerta) a internet. También hace referencia a la ciencia ficción, a relatos fantásticos y/o a teorías cuánticas, en las que un portal es una puerta a otro mundo del pasado, presente o futuro, o incluso a un espacio atemporal y sin forma; una entrada hacia un lugar desconocido. Tal vez *PORTAL* era también aquel agujero por el que llegaban cartas a mi casa a la edad de trece años como por arte de magia.

PORTAL exploraba el concepto de *digiphrenia*, término presentado por Douglas Rushkoff (2013) en el libro titulado *Present Shock: When Everything Happens Now*. Ese término reflexiona sobre cómo la tecnología nos permite existir en más de un lugar –y «yo»– al mismo tiempo. La enajenación, la percepción del tiempo y el espacio a través de las redes sociales, de nuevo el «simulacro» son otros conceptos que giran alrededor del término *digiphrenia*. *PORTAL* se estrenó en el Oktoberdans Festival de Bergen (Noruega) y en la Sala Hiroshima de Barcelona un año más tarde.

En *PORTAL,* una vídeoproyección se repite en bucle a través de distintos dispositivos en escena (móvil, televisor, ordenador, pantalla de vídeo, proyección). Al final de la pieza, el vídeo sigue en *loop* hasta que el público, de forma libre, sale de la sala.

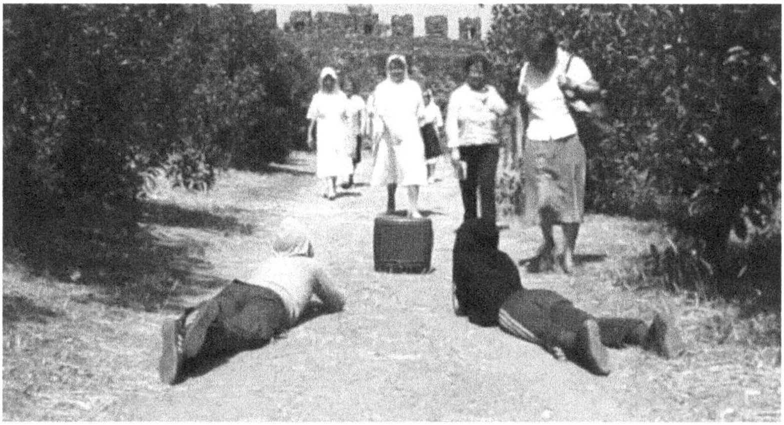

Captura de pantalla de la vídeoproyección final en *PORTAL* / O Espaço do Tempo, Montemor-o-Novo, Portugal, 2013.

Likes (2018) y Superlikes (2020)

92982.1, William Basinsky, 2009

Tirando del hilo de *PORTAL*, ya con los estudios de antropología en la URV/UOC iniciados, terminando una formación de yoga Iyengar en Copenhague y en medio de una ruptura amorosa, surgió *Likes.*

Likes nació en realidad al comienzo de mis estudios en la universidad, a través de un trabajo sobre los bienes de prestigio social, dentro de la asignatura de Introducción a la Antropología, facilitada por Josep Martí Pérez. A raíz de este trabajo, e inspirada por el método etnográfico y antropológico, empecé el proceso de creación de la pieza.

Likes es una *performance* que parte del análisis de dos fenómenos populares de YouTube: el *cover dance* y los tutoriales y vídeos sobre las distintas técnicas de yoga. Desde una perspectiva socioantropológica, abordo al público con un discurso sobre el valor social de un *like* en nuestras sociedades digitales.

«¿Qué lugar toma el cuerpo, la forma, la apariencia, las imágenes con las que tantas veces nos exponemos en las redes con relación a estos likes? ¿Qué lugar ocupan estos likes como nuevos símbolos de prestigio social con relación a su mercantilización o comercialización y, por lo tanto, también indirectamente, quizá también con relación al cuerpo y a su imagen a través de las redes sociales? Cuando hablamos de likes, ¿solo estamos hablando de apretar un botón en internet? ¿O también estamos hablando del modo en que miramos, observamos y valoramos al otro, y en función de qué?»[38]

Me voy a extender un poco en desgranar *Likes,* ya que considero que es la pieza que sentó las bases de todas las creaciones realizadas posteriormente.

Likes empieza con un formato de conferencia performativa en la que inicialmente adopto un rol basado en el saber intelectual y racional. Soy y performo la voz de una antropóloga. La que habla soy yo, y al mismo tiempo es también la imagen de un estereotipo. Hay una línea fina, una porosidad a través de la cual respira la realidad y la ficción, entre lo que siento realmente que soy y lo que mi fantasía despliega sobre esa imagen o rol. Podría ser Núria Guiu, Clifford Geertz, Bronislaw Malinowski, mi padre o una profesora de la universidad. En la conferencia expongo y analizo cómo nos leemos y nos valoramos culturalmente. Qué cuerpos, posturas, gestualidades y movimientos gustan y cuáles no en las redes sociales. Hago referencia a los *likes* como nuevos bienes de prestigio social y a cómo el hecho de gustar ha pasado a ser un valor cuantificable y comercializable. También hago referencia al modelo de observación participante propuesto por

38 Extracto de la conferencia inicial en *Likes*.

la antropología a la hora de llevar a cabo cualquier tipo de estudio, en el que la experiencia directa en el campo, en contacto con el terreno, y el conocimiento teórico son equivalentemente importantes. A medida que la pieza avanza, la retórica discursiva se desplaza sutilmente hacia un espacio afectivo expresado por el cuerpo en movimiento. Lo que explico inicialmente pasa a ser bailado y performado. La palabra va desapareciendo y la teoría comienza a ser explicada a través del cuerpo en movimiento. Lo que el cuerpo expresa resuena en las palabras dichas, pero se despliega de forma distinta; abre un campo energético o afectivo que se hace difícil explicar a través de las palabras. El cuerpo nunca se expresa del mismo modo en que lo hacen las palabras. Juego a ser imagen. A ser objeto de deseo, a ser la imagen que todas sabemos que gusta en las redes. Imagen que todos o la mayoría hemos jugado a reproducir alguna vez, lo que comúnmente se conoce como *postureo* en redes. Todos performamos nuestros roles según el contexto y, como seres interdependientes, todos queremos y necesitamos gustar y encajar (lo necesitamos especialmente en la adolescencia). En escena, ese momento se despliega con un humor sutil, de manera irónica por el hecho de reconocernos, tanto yo como el público, en las posturas, las miradas y la performatividad que voy desplegando. El juego, analizado y, visto desde fuera, resulta patético a la vez que seductor. Juego a ser imagen, pero a medida que esta entra en movimiento «se resquebraja». A través de las fisuras de la imagen respiran pequeños momentos de agencia. Se hace presente un cuerpo objeto/imagen que palpita, que baila, que siente. **La imagen viva a través del cuerpo en movimiento habilita un espacio y una relación con el público en la que ni ellos ni yo sabemos si soy víctima de su mirada o sujeto empoderado performando un deseo normativo de erotismo que cada vez se hace más evidente.** Performo las posturas y los movimientos que más gustan en redes (con relación a la búsqueda de tutoriales de yoga y *cover dance*), hasta que empieza a manifestarse un agotamiento que claramente choca con mi sonrisa y entusiasmo siempre persistente.

«Preferir al entusiasta y no al triste, verlo en las redes, en la publicidad, elegirlo es algo cotidiano» (Zafra, 2017).

El agotamiento en *Likes* es real, está sucediendo. No es una representación del agotamiento, sino que se da por la secuencia coreográfica: por el hecho de repetir una y otra vez los movimientos «que más gustan» en las redes. Gustar se convierte en un esfuerzo. Este esfuerzo no se explica; es más, contradice mi expresión; la extensión de las comisuras del labio como símbolo plano y vacío de la felicidad: un emoticono que se me dibuja en la cara como una mueca. Mi mirada se va desplazando: pasa de dirigirse directamente al público a ser una mirada interna, hacia la escucha de lo que dice mi propio cuerpo. Una música atmosférica, como una fuga sonora, va inundando el espacio. La música también se repite en bucle y suena a cinta de caset desgastada. Es como presenciar una muerte suave, continua, casi dulce, en que el cuerpo de la cinta de caset se va desintegrando. Un cuerpo sujeto a la fragilidad del tiempo y del espacio que confronta dramatúrgicamente lo virtual, el hecho de gustar en redes, la imagen y la copia perfecta e inalcanzable. A medida que se repite la secuencia coreográfica, la forma como la bailo cambia inevitablemente. A medida que voy repitiendo los pasos y me voy quitando capas de ropa, la percepción y la imagen de mi cuerpo también cambian a través de la estética. Soy y me «visto de» practicante de yoga, bailarina contemporánea, bailarina *youtuber*, profesora de universidad. Todo va sucediendo sutilmente. La repetición con pequeñas variaciones en el movimiento y el vestuario se da hasta que es el propio público, bajo mi dirección, el que me anima a quedarme completamente desnuda. Es en este momento cuando el poder de la mirada queda patente. La música para y las luces se encienden tanto en el escenario como en la platea; solo estoy yo en escena, desnuda. El público me mira y yo les devuelvo la mirada. Soy mirada y miro. ¿Soy víctima, cómplice, provocadora de esa situación o todo a la vez? ¿Somos títeres de la tiranía de los *likes* o ejercemos control sobre nuestra propia imagen y los nuevos formatos de autorrepresentación en las redes?

En 2017 presenté una primera versión de la pieza en la Sala Hiroshima de Barcelona. Desde el estreno oficial, también en esta misma sala en 2018, *Likes* se ha presentado en muchos teatros y festivales, tanto nacionales como internacionales. La plataforma internacional Aerowaves (2018) me ayudó a internacionalizarme como coreógrafa. En 2020 la compañía de danza ZFinMalta me invitó a crear una versión corta, de cuarenta minutos, de *Likes* para un grupo de diez bailarinas, que titulé *Superlikes*.

Para *Superlikes* utilicé la misma estructura del solo, pero los materiales coreográficos (archivo) fueron una colaboración entre materiales que utilizaba en *Likes* y materiales aportados por las intérpretes. Al comienzo de la conferencia performativa, las bailarinas narraban experiencias con las redes (Instagram, Youtube y Facebook) y performaban imágenes con muchos *likes* de varias plataformas *online*. Como en el solo, ese discurso y las imágenes iban adquiriendo cuerpo y movimiento hasta convertirse en una secuencia coreográfica. Aunque el proceso de creación fue segmentado (y más corto de lo que tenía que ser originalmente) por el contexto de pandemia, la pieza se pudo estrenar en otoño de 2020 en el Valletta Campus Theatre (Universidad de Malta).

Trabajo de campo y archivo

Para el proceso de investigación de *Likes*, llevado a cabo entre 2016 y 2017, realicé dos entrevistas *online* a *youtubers* para hablar de su relación con los «me gusta». Uno de los *youtubers* era un chico de Filipinas de diecinueve años que colgaba *cover dances* grabados en el salón de su casa en Manila. En la entrevista expresa que su sueño es convertirse en chef de cocina, que había aprendido danza a través de YouTube y que para él los *likes* son un modo de validar su cuerpo ante los demás.

«...aunque esté así de gordo, me gusta mucho bailar. Cuando bailo me siento libre, porque creo que el hecho de ser gordo hace que algunos me discriminen porque piensan que por serlo no puedo bailar, no puedo mover mi propio cuerpo, no puedo habitar o ser el propietario de mi propio cuerpo. Pero cuando empiezo a bailar, cuando siento, cuando encuentro el ritmo, me gusta mucho. Me siento valiente para colgar los vídeos en Facebook y en Instagram, y cuando recibo likes me siento valorado y aprecio a la gente que me los da, porque ven mi trabajo como una forma de arte» (R., 2017).

La segunda entrevista fue a dos primas de Malasia de quince años, a las que su tía había animado cuando tenían once años a bailar el *Gangnam Style*. Las chicas de Malasia habían aprendido a bailar a través de tutoriales en YouTube y al principio expresaban que se sentían extrañas colgando publicaciones, pero que poco a poco habían ido aprendiendo y ganando confianza. En la entrevista hablan del momento en que descubren el K-pop *online* a través de una escuela de danza en Corea muy conocida en YouTube por sus danzas, el 1Million Dance. En relación con los *likes* dicen:

«Cuando recibimos likes nos sentimos valoradas y apreciadas, pero nuestra intención publicando estas danzas, en realidad, no era ganar popularidad, sino animar a otras chicas que llevan el hiyab como nosotras a bailar» (H.B, 2017).

En aquel momento pensaba que los *likes* estaban muy asociados a procesos «superficiales» de sentirse validado por las demás. Las dos entrevistas me revelaron aspectos que relacionaban la danza, los *likes* y la condición sociocultural más allá de la popularidad que los usuarios tuvieran en redes.

El vídeo y las fotografías de *Likes* realizadas por Alice Brazzit también fueron muy importantes para la pieza, y me parece relevante mencionar la calidad artística que tienen. Fue la primera vez que trabajaba con una fotógrafa interesada en ser parte del proceso artístico, en entender la pieza desde dentro para poder decidir cómo hacer la imagen promocional de la misma. Realizó la imagen después de un ensayo, cuando se había desvanecido cualquier máscara.

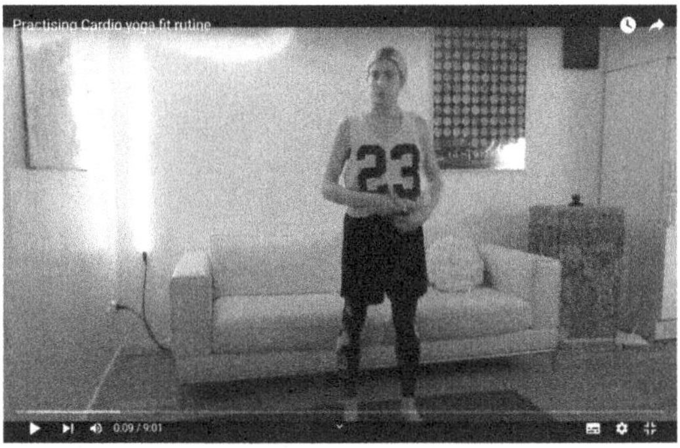

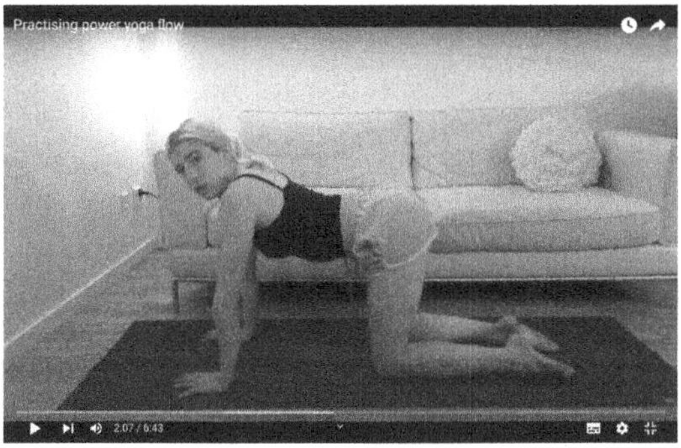

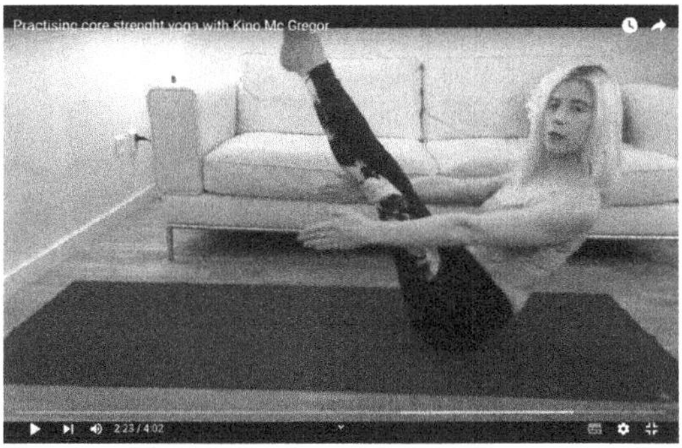

Capturas de pantalla de mi canal de YouTube en el que practicaba yoga *online* desde Estocolmo (2017), y que después me sirvieron de material escénico para *Likes*.

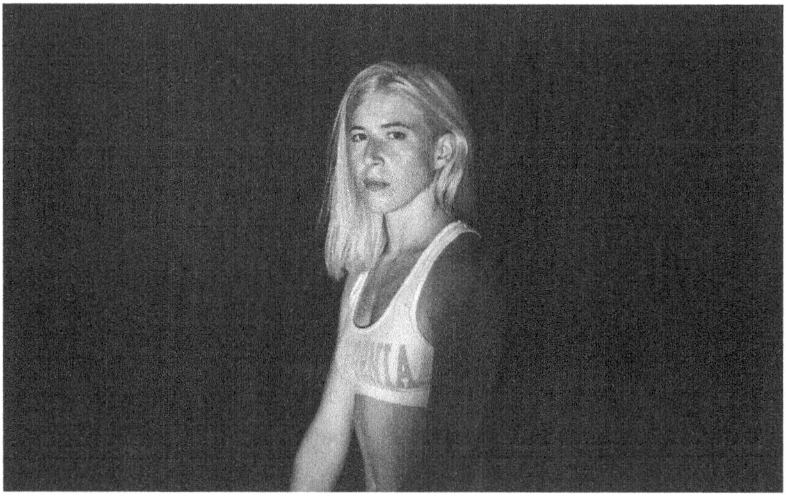

© Alice Brazzit / *Likes*. Sala Hiroshima, 2017.

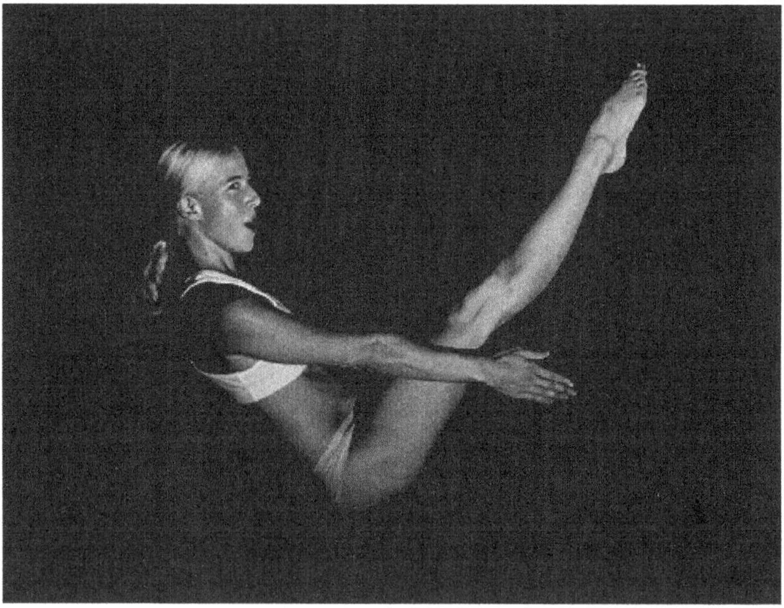

© Carles Decors, fotografía para *Likes*. Sala Hiroshima, 2017.

Spiritual Boyfriends (2020)

Oh camera, now it's too late.
I want to be with you.
But sometimes life becomes too real.

Camera, Chromatics, 2018

Spiritual Boyfriends se creó entre 2018 y 2020. Uno de los grandes cambios después del éxito de *Likes* fue la consolidación de un pequeño equipo y apoyo a mi alrededor. Fani Benages había entrado desde *PORTAL* a ayudarme con la distribución, y Esther Freixa (Cra'p, Mollet del Vallès) y Sónia Gómez también desde *Likes* habían empezado a ayudarme con una mirada externa. Todas ellas fueron clave para tomar ciertas decisiones en cuanto a la creación y el estreno de *Spiritual Boyfriends*.

En la pieza de 2020 me aproximo irónicamente a la práctica del yoga postural a través de una búsqueda iconográfica, desde los maestros indios de finales del siglo XIX, pasando por los *youtubers* contemporáneos, los festivales Holi actualmente globalizados a través de las redes o las citas *online* como nueva forma de espiritualidad resuelta por recomendaciones algorítmicas.

En escena performo y bailo el rol de gurú espiritual al mismo tiempo que soy la estudiante devota que aplica y sigue las instrucciones del maestro. Visto con mallas blancas y tacones de aguja mientras hago yoga, y de nuevo me convierto en la imagen de una feminidad normativa a la vez que performo física y verbalmente el estereotipo masculino de un maestro gurú. Soy ambas cosas: el objeto de deseo y el sujeto deseante, o quizás al revés: el objeto deseante y el sujeto de deseo. *Spiritual Boyfriends* se estrenó en el contexto de la pandemia en el Festival Grec de Barcelona en 2020 (CCCB).

Trabajo de campo y archivo

En *Likes* había indagado en la búsqueda de diferentes estilos de yoga *online*, al mismo tiempo que había empezado una formación de yoga en el BKS Iyengar Yoga Center Copenhaguen. En 2019 me gradué como profesora certificada y, aunque tengo que decir que he hecho muy pocas clases, aquella formación me sirvió para desarrollar esta pieza. En aquella época viajaba como bailarina *freelance* entre varios proyectos y vivía con una maleta entre Cataluña (en pisos de alquiler por temporadas o en casa de papá y mamá) y los países nórdicos. La pieza se fue creando así, entre estudios de antropología, viajes, el final de la formación de yoga y el mal de amores aún de la ruptura con mi profesor de yoga, que ya arrastraba desde *Likes*. A diferencia de mi formación en antropología, en la formación de yoga no había dado mucha importancia al contexto cultural o histórico. Durante los cinco años previos a la formación, había practicado yoga sin preguntarme demasiado sobre su historia, pero cuando iba a clase, tenía la sensación de estar en un campo de fuerzas cruzado por muchas más cosas que la espiritualidad y la práctica postural del yoga en sí. La estética, la extrañeza de una devoción colectiva a una espiritualidad basada en una cultura desconocida por todas las practicantes, el estado emocional que cada una de las alumnas cargaba, la relación entre maestro y alumna, la tensión o excitación que se respiraba cuando el maestro se acercaba a corregir a una u otra, y una especie de expectativa de evolución del «yo» a través de la práctica. La espiritualidad en clase se alzaba como la posibilidad de liberación de todos los agobios del «yo» contemporáneo. Y allí todas éramos, cada una con su razón de estar ahí, cada una con su agobio, las que intentábamos redimirnos con disciplina, perseverancia, práctica y devoción. Mi trabajo de campo fue mi experiencia directa con el yoga durante las clases que había tomado en Barcelona con mi profesor y pareja; la formación de dos años en Copenhague; los libros, artículos y trabajos que iba vinculando al proyecto a través del grado de antropología y otros referentes sobre la historia del yoga que fui descubriendo.

En paralelo a esta investigación y creación de la pieza, elaboré un archivo fotográfico sobre la iconografía del yoga postural y su construcción histórica a partir de un trabajo de antropología visual. Ese archivo está formado mayoritariamente por imágenes que deambulan por el mundo virtual. Son imágenes pobres,[39] pixeladas, comprimidas, a veces descatalogadas, otras copiadas y reapropiadas por diarios digitales, blogs personales de usuarios, escuelas o empresas comerciales y de *merchandising* sobre el yoga. Esta búsqueda fotográfica se inspiró en referentes teóricos como el libro del antropólogo Joseph S. Alter, *Yoga in Modern India,* o el libro *Yoga in the Modern World*, de Mark Singleton y Jean Byrne, entre otros. Parte de esta búsqueda iconográfica me sirvió para construir una videoproyección en formato artístico que aparece en la pieza. La búsqueda en sí, sin embargo, se presentó en formato de exposición en el *hall* del Mercat de les Flors entre los días 4 y 13 de noviembre de 2021. Consta de trece plafones DINA0, que también fueron expuestos en el CCCB en el marco *Transferències. Xarxes de coneixement i activitats públiques*, en Arxius Possibles, en 2022.

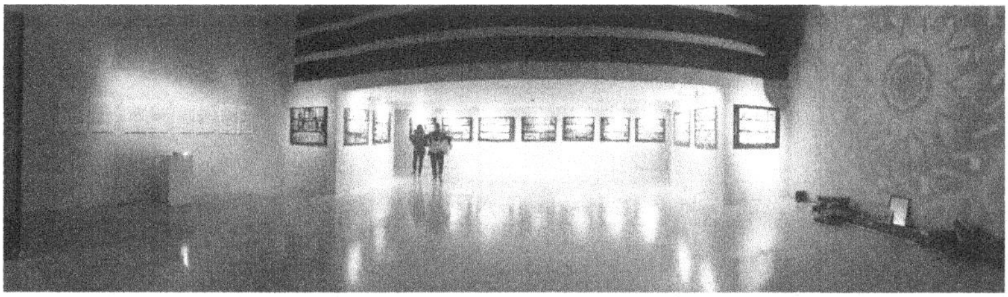

Exposición en el Mercat de les Flors, 2022.

39 El concepto de «imagen pobre», de Hito Steyerl, aparece en su libro *Los condenados de la pantalla* (1.ª ed., 2012).

Futuralgia (2020)

Si no hay música, no pueden bailar, y si no pueden bailar no se pueden besar, y si no se besan, no se enamoran, y yo me esfumaré.

Robert Zemeckis, *Regreso al Futuro*, 1985

Futuralgia es un trabajo comisionado por la compañía de danza Unusual Symptoms, (Tanz, Theater Bremen, Alemania). El título de la pieza se inspiró en un álbum de música del compositor catalán Nil Ciuró, con el que colaboré para la música de la pieza. *Futuralgia* tenía que estrenarse en mayo de 2020, pero a causa de la pandemia de la covid-19, que estalló después de la primera semana de creación en Bremen, nos vimos obligados a parar. Tomé un vuelo de regreso a Cataluña y, al cabo de dos semanas de confinamiento, propuse a la compañía proseguir la creación a través de un proceso *online*. Antes del confinamiento, el concepto de la pieza indagaba en una relación entre imágenes y pinturas icónicas de arte clásico (barrocas, renacentistas) actualizadas a través de memes y ediciones digitales. Evocaba una relación entre el pasado y el futuro, entre el tiempo y el espacio, entre las imágenes y la ubiquidad del cuerpo digital.

Después de dos estrenos fallidos, el 16 de mayo y el 10 de octubre, pospuestos a causa de la covid, la pieza finalmente se presentó el 23 de octubre de 2020 en el Theater Bremen. El estreno se hizo con muy poco público por las medidas de sanidad: había que mantener dos asientos de separación entre los espectadores. Yo presencié el estreno desde Cataluña a través de Zoom y con una copa en la mano. Al final del estreno, me sacaron a saludar desde el ordenador. Fue el estreno más surrealista que haya hecho jamás.

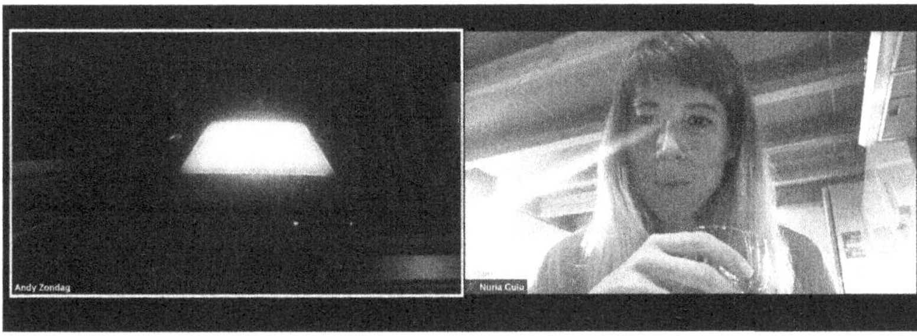

Captura de pantalla. Zoom en que presencio el estreno de *Futuralgia* (2020) en Bremen desde Cataluña.

Trabajo de campo

Futuralgia se creó mayormente a través de reuniones *online*, grupos de Whatsapp y llamadas telefónicas; los bailarines utilizaban varias plataformas en línea para mantenerse «en forma». El mismo proceso de «mantenernos en forma», de disciplina corporal a través de apps y tutoriales, generó y organizó un archivo que se convirtió en el material coreográfico de la *performance*. Estos materiales fueron la base para el trabajo y se modificaron a través de distintas calidades de movimiento, reapropiaciones y modificaciones. Todos los ejercicios de entrenamiento estaban basados en la repetición, de modo que utilizamos la repetición para poner atención en las modificaciones, las variaciones y las transformaciones que se producían en el movimiento como estrategia o instrumento de juego con la imagen fija, y a menudo estereotipada, que las apps nos daban. También utilizamos materiales (imágenes, memorias e imaginarios) personales de cada bailarín. Aunque los materiales de archivo utilizados procedían principalmente de prácticas corporales bastante definidas, controladas y estilizadas, a causa de algoritmos y mecanismos de aprendizaje de internet el interés era generar una práctica que nos permitiera jugar y transformar los materiales, habitar un espacio/cuerpo más híbrido, afectivo, no definido o en constante transformación. La sensación de descontextualización, desplazamiento, enajenación, absurdo o incluso ironía estuvo presente durante el proceso de creación, ya que ensayar a través de Zoom generaba situaciones complejas. Cuando proponía un trabajo de improvisación estaban todos silenciados, así que a veces algunas de las bailarinas experimentaban situaciones que pasaban desapercibidas a los demás, como, por ejemplo, los niños llorando en el salón, romper un plato en la cocina con un movimiento de la coreografía, sonidos de los compañeros de piso. El sonido y la imagen a veces se cortaban o se fragmentaban por interferencias en la conexión. Todas las experiencias durante el proceso fueron inspiración para generar una práctica física y coreográfica que desbordara o negociara con los materiales de archivo.

Los materiales también estuvieron sujetos a unos parámetros coreográficos estipulados por el propio Gobierno como medidas de sanidad y prevención de la covid: un metro y medio de distancia entre bailarines en el escenario, como también entre los bailarines y el público, y la imposibilidad de intercambiar materiales escenográficos y vestuario entre los intérpretes.

En 2023 estrenamos una película sobre el proceso de creación de *Futuralgia* con el artista visual y director Cantufan Klose, y Lio Klose como director de fotografía. La película se estrenó en el cine municipal de Bremen City46 y en 2024 en el *hall* del Mercat de les Flors de Barcelona.

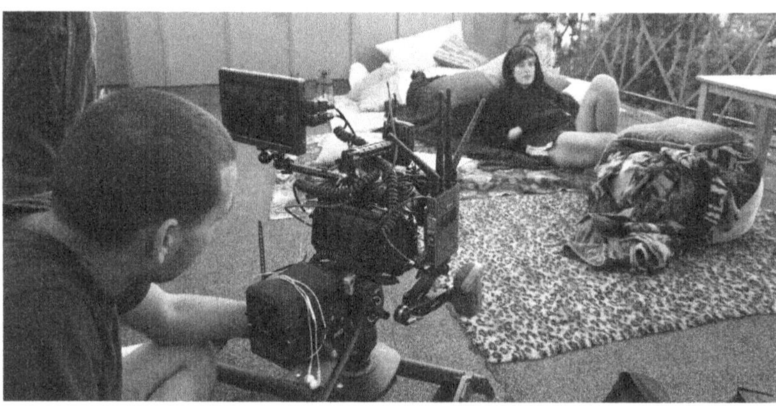

© Jörg Landsberg / grabación de la película *Futuralgia*. Unusual Symptoms, Theater Bremen.

Lista de apps de entrenamiento utilizadas por cada bailarín durante el proceso de creación.

Young Won
Korean Back Workout (5 min)
Bueaty Breasts (9 min)
Yoga Face
Yummy Cover Dance 1
The Box Cover Dance 2
Yoga class
Korean Dance (*offline*)

Neja
Beauty Breasts (9 min)
Korean Back Workout
(5 min) from Young Woan
Split trainning (15 min)
Running
Yoga Face
Yummy Cover Dance 1
The Box Cover Dance 2
Yoga class

Andor
Crimpd (10 min)
7M Women (7 min)
Yummy Cover Dance 1
The Box Cover Dance 2
Yoga class
Latin Dance (*offline*)

Alex

7M Women (7 min)

Crimpd (10 min)

Yummy Cover Dance 1

The Box Cover Dance 2

Yoga class

Belly Dance (*offline*)

Nora

Workout

Yoga Face

Pranayama

The Box Cover Dance 2

Yoga class

Ballet class (*offline*)

Aaron

Workout plank (7 min)

Nike Training Club (15 min)

Yoga Face

Pre Juice workout

Yummy Cover Dance 1

The Box Cover Dance 2

Festejo Dance (*offline*)

Afro Dance (*offline*)

Gabrio

Nike training Club (15 min)

Yoga Face

Re Juice Workout

Yummy Cover Dance 1

The Box Cover Dance 2

Yoga class

Folkwang Dance (*offline*)

#MATCH (2021)

Si yo pudiera ser perra, por favor, dejadme serlo.
Solo pido ir sin correa a pasear.

Rigoberta Bandini, «Perra», 2010

#MATCH fue una colaboración artística exprés con el actor Francesc Cuéllar. La pieza nació de una propuesta del Dansàneu Festival en 2021, que quería proponer un *match* artístico entre creadores que no se conocieran o no hubieran trabajado nunca juntos. Durante diez días, con Cuéllar realizamos una residencia intensiva en el pueblo de Les Piles (Conca de Barberà), de la que surgió *#Match*, pieza que desgraciadamente solo se presentó en dos ocasiones en el marco del festival, pero que me ha parecido relevante destacar.

En *#Match* se entrecruzan voz, texto, poesía y movimiento. La pieza se estrenó en la iglesia del pueblo de Les Piles, espacio que nos proporcionó un contexto de tensión interesante en relación con la propuesta, que abordaba los límites y las contradicciones del amor en la época contemporánea a través de las citas *online*.

A continuación, un extracto del texto de la pieza que hace referencia al mito de Hécuba, y que nos sirvió de metáfora para hablar de amor, de nuevas formas de relación sexoafectiva, nuevas formas de expresar y generar imaginarios sobre el desasosiego contemporáneo que antes estaban relacionados con los mitos, la monstruosidad y el castigo.

NÚRIA: Hécuba es un personaje de la mitología griega que acaba como acaban la mayoría de las mujeres de la Ilíada, convertidas en árboles, medusas, sirenas, harpías, esfinges, serpientes o cerdas. En el caso de Hécuba, en perra. Hécuba, por rebelde, por no callar, por no aceptar el trágico destino de no encontrar pareja a través de ninguna de las apps de citas online que tenía abiertas, fue lapidada y convertida en perra. La historia cuenta que Hécuba estaba decidida a retransmitir en un *live* en internet su propia muerte, pero en el último momento cambió de opinión y arrancó los tres ojos al Huawei

PLite30 que, por venganza, le explotó en la cara. Se ve que, bajo el montón de piedras, de coltán, estaño, litio, cobre y plástico donde había quedado lapidada Hécuba, no se encontró nunca el cadáver, sino una perra con ojos de fuego. Una perra.

A continuación del texto, sonaba una música del cantante Bad Bunny (*Yo perreo sola*), y Francesc Cuéllar y yo bailábamos.

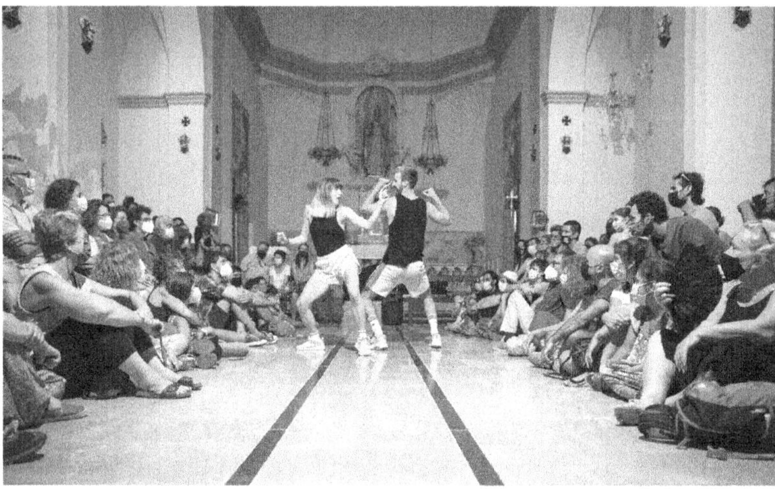

© Jordi Cabestany. Festival Dansàneu 2021 / *#Match*, momento en que Núria y Fran bailan «Yo perreo sola».

Trabajo de campo y archivo

A continuación, hay una batería de preguntes sacadas de las aplicaciones de citas *online* que se utilizan para calcular tu afinidad con un potencial *match*. Cuéllar y yo nos las hacíamos en escena e íbamos respondiendo cómo lo haríamos en la app, con un breve sí o un no.

1. ¿Cómo es de importante Dios / la religión en tu vida?
2. ¿Estás preparada para establecerte y casarte ahora mismo?

3. ¿Tu horóscopo es importante en un match?
4. ¿Tendría que haber más legislación en España para proteger la igualdad de género en los espacios laborales?
5. ¿Pedro Sánchez?
6. ¿En tu relación esperas que las tareas de casa se repartan con igualdad?
7. ¿Compartes a menudo tus sentimientos con los demás?
8. ¿Prefieres que tu cita comparta ideologías políticas?
9. ¿Tendrías hijos con tu pareja, aunque no estuvieras casada?
10. ¿Qué palabra te describe mejor: *intensa* o *despreocupada*?
11. ¿Disfrutas discutiendo sobre política?
12. ¿Podrías quedar con una persona que es muy desordenada?
13. ¿Qué te define mejor: normal o rara?
14. ¿Le dirías «te quiero» a alguien que no has conocido en persona?
15. ¿Qué actividad es más romántica: besarte con alguien en París o darte un beso en una tienda de campaña en medio del bosque?
16. ¿Te gustan las películas de miedo?
17. ¿Te gusta disfrazarte en Halloween?
18. ¿Cuál es tu orientación política: izquierda, derecha, centro u otras?
19. ¿Cuál es la probabilidad de que vivas en España toda tu vida?
20. ¿Cuánto tiempo quieres que dure la relación?
21. ¿Tienes más de un trabajo?

Aquí, la entrevista o batería de preguntas, flexibles, que utilicé para el diálogo/conversación con el Tinder invitado:

- ¿Cómo es eso de hacer *match* en el territorio de la Baixa Segarra?
- ¿Cómo es eso de conocer a otra persona a través de una app sin ver las expresiones, la gestualidad en directo?

- ¿Eres de los que charla mucho por chat antes de quedar?
- ¿Eres una persona romántica?
- ¿Te gusta esta manera de enamorarte a través de la afinidad que te proponen unos porcentajes hechos por un algoritmo?
- ¿Crees que el algoritmo nos ha recomendado?
- ¿Cansados de una sobrerracionalización y distanciamiento físico, quizás estamos viviendo el regreso a una nueva forma de amor romántico?
- ¿Qué perfiles se exponen a las apps de citas *online*?

Cyberexorcismo (2022)

Soy yo, pero en otro formato.
Maura Cyan

Cyberexorcismo se desarrolló a través de un proceso de creación que combinaba práctica dancística en redes (especialmente en la app TikTok) y muchas conversaciones mantenidas con el grupo de cinco jóvenes artistas (de entre veintiuno y veintisiete años) intérpretes de la pieza. Cuando estrené *Likes* (2018), TikTok, que hasta entonces se llamaba Douyin en China, apenas se internacionalizaba y llegaba a España por primera vez con el nombre de TikTok. *Cyberexorcismo* es la primera pieza de formato mediano que creo con un equipo de Barcelona y desde Barcelona. La pieza se ideó y creó durante los dos años que fui artista residente en el Centre de Creació de Dansa i Arts Vives Graner de Barcelona, entre 2020 y 2022. Visto con perspectiva, diría que mi propuesta fue arriesgada, pero también valiente y coherente. Decidir el grupo de bailarines con los que trabajaría fue difícil, ya que en aquel momento eran bastante jóvenes, tenían experiencia, pero no estaban profesionalizados, y no todos tenían experiencia en la danza contemporánea. Hacer un proceso de creación en cuatro semanas y media, un cambio de equipo de producción a medio proceso de creación y una subvención que no sabíamos si llegaría, fue más que un reto. Para escoger al grupo, realicé una serie de talleres/audiciones a los que invitaba a varios bailarines contemporáneos a probar ideas coreográficas. Sin embargo, al final me di cuenta, gracias a una conversación con una amiga y directora escénica, Anna Serrano, de que el material no era coherente con el *casting* que estaba haciendo. Si quería trabajar con materiales de TikTok, necesitaba trabajar con jóvenes usuarios de la aplicación; no funcionaría con bailarines de danza contemporánea que no conocieran aquellos códigos y lenguaje. Necesitaba que tuvieran la práctica en su cuerpo, que ellas y su experiencia en la app fueran el propio archivo con el que trabajaría en la pieza. Así fue cómo me decidí a volver a abrir un último taller/audición; esta vez convoqué a intérpretes/bailarines que se identificaran como *tiktokers*. Al taller se presentó un grupo de bailarinas bastante reducido y allí encontré al maravilloso grupo de intérpretes, *performers* y bailarines que es *Cyberexorcismo*: Pablo Monfort (Maura, Mauro, Mau), Berta Pascual, Francesco Palmitesta, Berta Martínez y Carlos G. Corchia.

El interés de *Cyberexorcismo* se sitúa en el lenguaje dancístico y corporal desarrollado especialmente entre jóvenes en esta aplicación, en los mecanismos, la estética y los códigos de composición y comprensión del espacio-tiempo a través de la pantalla.

En una parte inicial de la pieza los intérpretes bailan tiktoks nuevos, es decir, nuevos temas que se viralizan y que tenemos que ir actualizando para cada función. Sin embargo, en el resto de la pieza asumimos que utilizaríamos un archivo de TikTok fijo, que asumíamos que caería en desuso fácilmente o tal vez diría inevitablemente; era imposible luchar contra la inmediatez de los nuevos retos virales. El archivo de tiktoks que utilizamos marcaría, pues, una época, un momento, el momento en que esos tiktoks se bailaban, como se baila un *hit* musical que asociamos a un tiempo determinado. En la pieza, los intérpretes repiten los movimientos, como atrapados en un *loop* o en una especie de mantra corporal. Al principio hacen las danzas con las músicas originales, pero a medida que la pieza avanza, la música original va desapareciendo y es invadida por una ola sonora y atmosférica que poco a poco genera una sensación de desplazamiento o enajenación entre el movimiento, la intención y el estado de los intérpretes y la música, compuesta por Daniel Moreno Roldán.

A través del proceso de creación de la pieza fui viendo de forma más clara que el vocabulario dancístico creado a través de la pantalla compartía unos códigos, una simbología y unas influencias que generaban y englobaban una manera específica de entender el cuerpo. El espacio o el cuerpo a través del cual un artista crea y presenta sus creaciones siempre interactúan con la propuesta creativa y la influencian. El cuerpo teatral, a pesar de ser flexible, no deja de ser un marco que posibilita ciertas ideas, al mismo tiempo que imposibilita otras. El cuerpo digital o el marco de la pantalla del móvil funciona también como escenario: un escenario plano donde la *performance* está servida las veinticuatro horas del día los 365 días del año; donde no hay límite de audiencia, y esta suele ser anónima y global, y donde mayoritariamente se visualizan los contenidos personalizados y de manera individual. A través de las condiciones que impone el escenario digital de la pantalla y la inventiva de la comunidad de usuarios, se observan características propias del lenguaje de TikTok, como las siguientes:

- Humor (incluso, y especialmente, en momentos dramáticos, melodrama).
- Estilo y estética DIY («do it yourself»).
- Movimientos pequeños de manos y brazos (para que puedan caber en el formato vertical de la pantalla).
- Relación ilustrativa entre la danza y la letra de la música.
- Notaciones coreográficas, expresión de las manos y simbología emoji.
- Expresiones faciales exageradas.
- Juego de seducción con mirada a cámara.

- Composición y juego entre primeros y segundos planos.
- Lenguaje corporal *random*, casual o que parezca natural (incluso cuando a veces esté ensayado).
- Error o *fail* (equivocación), que siempre gusta.
- *Reaction* (alguien que observa y reacciona a lo que hace el otro).
- *Challenge* (reto).
- Duraciones muy cortas (normalmente unos 15 segundos).
- Hibridación de danzas de influencia afrolatina (perreo, twerk, grind) con danzas urbanas (hip-hop, dancehall, locking, popping), k-pop y j-pop (gestualidad y notación de emoticonos).
- Abreviaciones textuales nacidas en la aplicación, como POV (*point of view*), FYP (*for your page*) o dc (*dance credits).*
- Danzas desde espacios privados o personales de casa (habitación, baño, salón...)

Según Theresa M. Senft (2013), la figura del *influencer* no es un fenómeno nuevo, sino que podría ser descrita como la evolución cultural de las llamadas *microcelebrities*: personalidades con el compromiso de desplegar y mantener la identidad *online* como construcción de una marca propia, basada en su vida y su persona. En ese sentido, «internet contribuye a una dinámica por la que las usuarias se convierten simultáneamente en vendedoras, compradoras y mercancía» (2013, p. 348). ¿Qué formas y prácticas dancísticas pueden abrir grietas en esta dinámica?

En el libro *La performatividad de las imágenes*, Andrea Soto Calderón (2020) propone «inventar formas de desautomatización colectiva, de desestereotipar las imágenes, cosa que requiere otra actitud que no sea de rechazo y resentimiento, sino de cooperación. Concebir la cultura visual no contra las imágenes, sino desde las imágenes (p. 37)». ¿Es posible reapropiarse de las vías y la expansión que ha generado la aplicación sin entrar en el sistema? En las redes digitales, ¿quién crea los contenidos? ¿Quién los viraliza: un usuario *random* o una marca o una corporación con poder de influencia?

El humor, la ironía o el tono satírico son un elemento clave en el lenguaje corporal y digital, en el que casi todo tiene un punto de diversión. Incluso las situaciones tristes o dramáticas se presentan con una sonrisa ante la cámara. El hecho de convertirlo todo en melodrama puede ser leído como un acto frívolo, o puede ser interpretado como fruto de un agotamiento de las nuevas generaciones de un entorno que apunta constantemente a un futuro muy complicado, casi apocalíptico. El humor como instrumento de supervivencia, una propuesta o una opción de transcender o revertir esa actitud despreocupada, nihilista y narcisista vertida o proyectada sobre los jóvenes. Si el mundo se acaba, si la crisis climática está agotando todos los recursos, si el derecho a la vivienda es una mofa, si el mercado laboral precariza, y si ser artista —por no hablar de ser bailarín o coreógrafo— es una utopía... tal vez es mejor quedarse en casa; bailar; hacer de la tristeza y la ansiedad un melodrama, una sátira; coreografiar desde el último reducto en el que te han echado para después tildarte de individualista. **Es mejor trabajar/bailar desde el espacio personal y privado de la habitación propia (como diría Virginia Woolf), donde, al menos, uno puede cerrar la puerta sin que nadie le diga que no hay futuro.**

Por mucho que algunos usuarios propongan un modelo no normativo del lenguaje y la estética corporal en la aplicación, es difícil (o imposible) escapar del diseño corporativo en cuanto a las políticas de tiempo, espacio y funcionamiento. La aplicación se ha convertido en una plataforma indispensable para el márquetin, y los usuarios que dominan sus códigos son los jóvenes. En ese sentido, a pesar de la mercantilización de los contenidos, algunos han encontrado empoderamiento ahí donde todo parecía perdido, un vacío laboral que solo ellos pueden llenar trabajando de *tiktokers*, *instagramers* o *youtubers*.

Trabajo de campo y archivo

Archivo de tiktoks con créditos de danza (dc) versionados en escena:

- #beyoncérocket: dc @lidiiarauet @vctorperezz / Música: Beyoncé-Rocket
- #estaestucaramodelo: dc @julianealborna / Sonido: Julián Estrada
- #Lamamadelamamá: dc @ ribadeel / Música: El Alfa «El Jefe» x CJ x El Cherry Scom
- #criminal: dc @ marsh.xll / Música: Zuleima González + Ptazeta Bzrp
- #MamiChula: dc @evelionotario, @damawhite @aritzaren / Música; Rauw Alejandro
- #Wap: dc Brian Esperon @besperon / Música: Cardi B, Stallion
- #Chivirika: @domelipa @ingratax @montpantoja @tattiortega @mateosarc / Música: El Villanord & Yailin la Mas Viral
- #TotnuevaYork: @josesnzz @marsh.xll @nineceldran / Música: Bad Gyal
- #Setenota: dc @lelepons / Música: Lele Pons & Guayana
- #Shakira: dc @sergiopovedaa @maikk @javiermn17/ Música: Shakira & Bzrap
- #Despechá: @alexchentsov / Música: Rosalía
- #Chiken Teriyaki: @natotonel / Música: Rosalía

A continuación, comparto algunas de las conversaciones mantenidas con los intérpretes en el Centre de Creació de Dansa i Arts Vives Graner de Barcelona durante el otoño de 2021. El archivo (o el repertorio) con el que trabajamos fueron las danzas

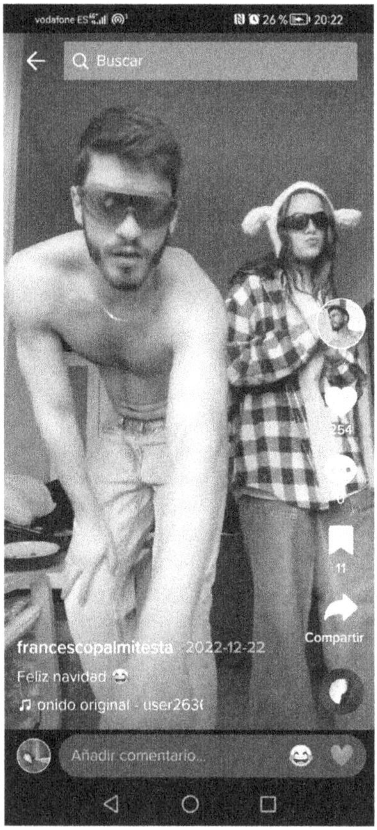

Captura de pantalla del perfil de Francesco Palmitesta, donde aparece con Berta Pascual en TikTok.

(TikTok) que el grupo de intérpretes conocían y se han nombrado anteriormente.

Conversaciones entre:
Carlos G. Corchia (intérprete)
Maura Cyan (intérprete)
Berta Martínez (intérprete)
Berta Pascual (intérprete)
Francesco Palmitesta (intérprete)
Núria Guiu (coreógrafa)

Con la participación de:
Lola Belles (escenografía y vestuario)

«TikTok es la nueva *Super Pop.*»
Carlos G. Corchia

MAURA: Yo al final lo que pienso es que TikTok es la forma que tenemos de aprender del mundo a través de unos códigos. Aprendemos cómo vestirnos, qué es bailar, qué es ser guapa. Hay un código social al que la gente joven acude para ser parte de un colectivo.

NÚRIA: ¿Es como un juego?

MAURA: Sí. Tiene esta cosa de imitar. Refuerza la idea de que muchos vamos a TikTok para buscar ideas, referentes o *outfits*; no sé. Hay mucho contenido sobre nuevas tendencias, de lo que es o se hace viral. Todo lo que es viral está en TikTok. **Hay como una comunidad donde todas nos copiamos a todas, con vídeos muy parecidos, porque al final todas queremos ser parte de ese canon o lenguaje**. Creo que en ninguna aplicación así de redes sociales ha habido tantas réplicas o versiones de un mismo vídeo. O versiones de un mismo *challenge* que llega a todo el mundo como si fuera un *hit* musical.

CARLOS: En relación con esto que comentas de la influencia que tiene sobre los jóvenes, **es como si TikTok fuera la nueva *Super Pop***, estas revistas que antes teníamos todas. Antes comprabas la revista para ver la estrella del momento o la que se había puesto de moda, y ahora esto no está porqué se ha sustituido por las redes. Y TikTok podría ser la red principal donde la gente acude en busca de esta información.

MAURA: De hecho, la idea de **los cantantes o artistas que se conocían como emergentes ahora se ha transformado en la idea del *influencer***. Los artistas siempre hemos influenciado, pero ahora es como si se hubiera digitalizado la idea y cualquier persona que esté en internet y tenga seguidores ya es *influencer*, ya tiene el poder de influir a los otros, es decir, puede provocar cambios en la sociedad.

CARLOS: Es un peligro también, porque cualquiera puede ser seguido en las redes.

MAURA: Pero todo el mundo tiene la oportunidad de hacerse famoso. Todo el mundo.

NÚRIA: Entonces, ¿todo lo que estamos observando ya existía antes o siempre ha existido? ¿Lo que ha cambiado es el medio a través del que lo hacemos?

BERTA M.: Sí, lo que ocurre es que, como ahora el medio es el móvil, es algo muy instantáneo. Es decir, las revistas existían...

CARLOS: y existen.

BERTA M.: Pero, como eran algo que antes tenías que ir a comprar, y luego la tenías en casa y la leías, tenían su parte de ritual. Tenían más días. Pensaba: «Ahora voy a llegar del cole y voy a leer un trozo más de la *Cuore*», o me la llevaba al bus o cuando me iba a depilar y allí, mientras me esperaba, la leía. Ahora nadie coge una revista: todo el mundo está con el móvil, donde hay mucha más información. Yo tengo muchas contradicciones en cuanto al uso de los móviles y las redes sociales. Para mí, es demasiada información. Es difícil de explicar. Es demasiada información dentro de una bola. Y esa bola estalla. En plan... «toma, llévate toda esta información». Pero como no la puedes llevar toda porque es una bola, como superficial, coges un trozo de aquí y un trozo de allá y ya está. Para mí, no aprendes tanto.

CARLOS: Con la *Cuore* tampoco aprendías...

MAURA: Para mí es un constante ver vídeos y vídeos...

BERTA M.: Con la *Cuore* no aprendías, pero almenos era un entretenimiento... No sé... Vaya, que leías. El hecho de leer ya era distinto. Porque para mí eso de leer las frases de TikTok o de Instagram no es leer.

CARLOS: Claro. Sí, sí.

BERTA M.: Y voy a poner un ejemplo. Hay mucha gente que en los *posts* de Instagram pone textos así.

(*Gesto con las manos que indica que son muy largos.)*

CARLOS: Como Roy Galán.

BERTA M.: Sí, como Roy Galán, por ejemplo. Hay muchos que me los leo, porque a mí me interesa lo que dice este hombre, pero muchas veces la gente pasa. Entonces, si te interesa algo, te lo vas a leer, pero hacer así...

(*Gesto de deslizar verticalmente con las manos.*)

...vas sumando. A veces yo lo miro antes de acostarme y acabo saturada y pienso: «Pero si no he hecho nada». Solo he pasado la página y mi cerebro ya está sumando, sumando, sumando... Además, que yo tengo ansiedad y eso no me va bien. Entonces, para mí eso que decís de que es más horizontal porque llega a todo el mundo y al mismo tiempo es peligroso... Para mí, más que peligroso es negativo. Para mí, todo eso es negativo. Yo volvería a mi época de adolescente. Yo me fijo en las adolescentes de ahora y no las envidio en ese sentido ¿sabes? Es como... Yo quiero volver a aquella edad en la que nos vestíamos con las perlas, ¿sabes? Es que ahora no sé qué edad tienes tú, Núria.

NÚRIA: 36

BERTA M.: 36, bueno... Yo 27. Del grupo, soy la que me acerco más a ti, por edad. Yo llevaba los flequillos esos con las perlas. Era como otro concepto cuando se creaba una moda. Te preguntabas: «¿Cómo lo consigo?». Tal vez te pasabas un año entero para conseguir o crear un cierto estilo o moda. Ahora es comprar a tal y tal y tal. «Lola Índigo tiene estos pantalones.» O Aitana... Ahora estoy diciendo cantantes, pero podría ser cualquier tipo de *influencer*. Es como la amiga con la que vivo y que me pide hacer tiktoks. Se compra cremas de las que usa María Pombo, ¡cremas que compra María Pombo! ¡¿Quién coño es María Pombo?!

CARLOS: De repente sacan libros, esta gente. Que está bien que cualquiera saque un libro, pero se mezclan las formas...

BERTA M.: Claro, es que con lo que a mí me cuesta crear algo, ¿sabes? «Todos vosotros me estáis saturando.» Y que tampoco es culpa suya. Es culpa mía y de cómo gestiono las cosas, pero...

CARLOS: Es que hay una saturación que crea adicción.

BERTA M.: Eso.

CARLOS: Está allí la mezcla. Está hecho a propósito. ¿Quién ha diseñado todo esto? Tú no acabas agobiada solo porque hay mucha información: acabas agobiada porque no sabes por qué tú misma no te estás parando.

MAURA: Al final, tú también ves lo que quieres. En TikTok te aparecen los vídeos que tú sueles ver. Y te atrapan en contenido. Así crean una manera de engancharte. Hay mucho dinero aquí. Ahora lo compramos todo por el móvil. Las relaciones también, en Tinder. Cada vez más, todo es por la pantalla.

CARLOS: A mí lo de pagar con el móvil me parece superchungo.

BERTA P.: Yo lo hago.

MAURA: Es una adicción.

CARLOS: A mí las tarjetas ya me parecen algo surrealista. En plan, ¿con qué estoy pagando? ¿Qué es el dinero?

«Yo en mi vida me he sentido demasiado rara.»
Maura Cyan

NÚRIA: ¿De qué modo las imágenes pueden llegar a tomar posesión de nuestros cuerpos y de nuestros ritmos?

MAURA: Yo soy consciente de lo que se vende de mí en la aplicación. Entonces, quizá hay cosas de mí que no son tan fáciles de pillar, no son tan rápidas, no son tan entretenidas. Sin embargo, para mí son más importantes. Tengo esa dicotomía de amor-odio con TikTok. Además, es que yo controlo todo lo que hago; yo sé lo que estoy haciendo y sé por qué este vídeo tiene visitas y por qué este otro no.

NÚRIA: ¿Te sientes esclavo de este conocimiento sobre lo que tienes que subir para...?

MAURA: Sí. Me siento esclavo. O sea, yo me siento un friki, para empezar. Entonces, yo me siento superapartado de TikTok, en realidad. Y los vídeos que más triunfan son los más básicos... Y yo soy lo menos básico que hay, la verdad.

CARLOS: Y solo llevas un año en la app. Quiero decir...

(El grupo asiente.)

BERTA M.: Claro, es que es eso. Que en un año... todo lo que te pasa emocionalmente, ¿no?

MAURA: Creo que a mí la app también me ha servido para darme fuerzas, para darme autoestima. La gente quiere ver mi cara, quiere ver mi cuerpo, quiere ver la manera en la que hago las cosas. Esto me ha dado energía para otras cosas. Necesitaba eso. Que, al final, es decir... A ver, aprobación de la gente y tal... Pero es que yo en mi vida me he sentido demasiado raro, demasiado antiguo, demasiado *old school*. Mis referentes no son nada de ahora. ¿Por qué quieres ser como alguien de ahora? Cuando la gente me dice: «Es que solo te gusta Lady Gaga...» Igual es que tú solo conoces a Lady Gaga. No sé... No conoces a David Bowie ni a nadie más.

NÚRIA: Ya, que, igual si llevas toda la vida sintiéndote desencajado, mal no te pueden ir los *likes* en TikTok.

MAURA: Exacto. Y siento que he hecho cosas muy sueltas y que he tenido unas *journeys* muy distintas. Que la vida me ha enseñado en cada momento algo importante. En la tele, en musicales, en *realities*... Siempre que he podido cantar he cantado. Aunque no sea Lady Gaga. Me da igual, pero yo quiero ser mi propio artista. Siento que poco a poco me voy conociendo, conozco más a Mauro, conozco más a Pablo... Y eso me gusta, aunque a veces me sienta un poco perdido.

NÚRIA: ¿Quieres que te llame Pablo o Mauro?[40]

MAURA: Como a ti te salga, la verdad.

NÚRIA: Y, Mauro, el otro día estabas mirando Instagram y habías colgado un vídeo donde decías eso de que algunos *posts* a la gente le gustan más que otros y que no entendías por qué.

MAURA: Sí, supongo que no hay una fórmula para hacerse viral. Entonces, nunca se sabe. Puedes intuir un poco qué es lo que ha hecho que este vídeo llegue a más gente. Pero, por lo general, es bastante impredecible. Entonces yo también... sabiendo que el humor es lo que engancha de mí o sabiendo más o menos la dinámica de mis vídeos, **yo intento etiquetarme más. O sea, intento ser más concreta en la aplicación. Hacer lo que la gente quiere de mí en la app, que es diferente de lo que puedo subir en Instagram o en YouTube. Soy yo, pero en otro formato. O sea, no es que no sea yo en las redes sociales, sino es que soy yo en TikTok, yo en Instagram, yo en YouTube.** También es que a mí me gusta jugar. Si, por ejemplo, en TikTok va de poner las cejas así, intentar ponerlas al máximo. Intentar recrear escenas, por ejemplo, de Aramís Fuster o tal; intentar hacerlo lo más cercano al original. No sé, si hay que ser brasileño, hay que ser lo más brasileño posible. Esa es la cosa.

---

40 Mauro —Pablo en su DNI— a mitad de la creación se cambió el nombre a Mau. En la primera publicación de esta entrevista para el Mercat de les Flors (Quadern de l'artista, 2022) se hacía llamar Maura y es por eso que aquí aparece como Maura. Actualmente se hace llamar Pablo y sigue en transformación constante.

NÚRIA: Incluso más brasileño que el brasileño.

(Risas.)

MAURA: Sí. Exacto.

NÚRIA: Hay algo exagerado.

MAURA: Es un poco «extra». En todo. Muy expresivo el texto, el *acting*. La exageración de la cotidianidad. Muy extra. En las redes sociales —y en TikTok más—, soy muy dramas. Parece que todo sea una escena de una serie. Mi propia serie, o yo qué sé.

ANÓNIMO: A mí me llamó la atención cuando Fran estaba hablando de lo de estar sexi. Como que es algo que a todo el mundo le gusta, ¿no? Yo tenía curiosidad por saber qué creéis que es lo que compran en cada una de vosotras a través de TikTok. ¿Qué es lo que le gusta ver de vosotras a la gente?

CARLOS: A mí no me compran.

(Risas.)

FRAN: Para mí, alguien que va muy vestido... nada. Si me pongo un poco desnudo, sin camiseta, *boom*. En relación con la danza, si hago una danza sexi, *boom*.

NÚRIA: En algún un momento dijiste eso de que te ponías siempre unos pantalones grises porque te habías dado cuenta de que gustaban.

FRAN: Sí, porque el pantalón gris lo marca todo.

MAURA: Depende de los colores, incluso de la ropa o de la iluminación que haya. Es más, el humor en mi caso también. A la gente le gusta reírse, identificarse un poco. Y luego, el hecho de salir bien. TikTok es muy superficial. Sinceramente, yo soy guapo. Entonces yo lo aprovecho, porque... Ya está. Porque cuanto más guapo salga, más visitas voy a tener. El *sex-appeal* es superimportante en TikTok. Bueno en TikTok y...

LOLA: ¡Y en la vida!

(Risas.)

BERTA P.: Sí. Yo pienso que... Por ejemplo, a mí me gusta ir sin camiseta. Pero también porque, claro, yo sé que así gusto... y a mí me gusta que guste. Hay ese juego de «si yo me gusto, les voy a gustar aún más». Hay como una mirada externa, pero también lo haces porque te gusta a ti.

NÚRIA: ¿Como aquello que decíais antes de que reconocéis lo que gusta o vende y jugáis? El instrumento para vender, en nuestro caso, como bailarinas, ¿es el cuerpo? ¿Cómo jugáis con él?

FRAN: Yo es que estoy a gusto. Soy yo y me muevo así.

NÚRIA: Pero, Fran, tú vienes del ballet clásico.

(Risas.)

FRAN: Ya, pero justamente porque he tenido conflicto con el ballet. Para mí ha sido como decir: «Vale, no quiero hacer más esto, quiero descubrir... ¡Ah, mira! Que mi cuerpo también puede hacer esto... ¡Pues vamos!».

NÚRIA: Ya, porque igual las restricciones, desde el punto de vista corporal, no han sido las propuestas de la app, sino el ballet. Vamos, que tú has dicho: «Para mí esto...».

FRAN: Sí, sí. ¡Es liberación! De sentirme muy contenido de forma a estar como más cómodo.

«Todo el mundo tiene ansiedad.»
Berta Martínez

BERTA M.: Está muy normalizado que muchos *influencers* hayan sufrido ansiedad. Y no solo ansiedad, sino también depresión, en plan «lo dejo porque me voy a matar».

NÚRIA: ¿Os habéis sentido así alguna vez, vosotros?

MAURA: Yo sí.

BERTA M.: Yo... yo el primer caso que conocí, fue el del *youtuber* ese... el Rubius.

NÚRIA: ¿Qué le ocurrió?

BERTA M.: Que se desmarcó de YouTube porque no podía más. Se saturó. Era un tío de pueblo (o no sé de dónde era) y de repente...

CARLOS: Mundial.

BERTA.M: Eres famoso. Y a ti te ha pasado: toda la crítica negativa no la puedes asumir.

(Mira a Maura.)

MAURA: Sobre todo porque al final tú te ves con la obligación de subir vídeos todos los días. Yo al final subía seis vídeos al día. Entonces llega un punto que quiero mantener los números, quiero mantener las visitas, me tiro muchas horas refrescando los *likes.* Llega un punto que se apodera de mí. Mi psicóloga me obligó a quitarme TikTok durante cierto tiempo. Porque era malo para mí, muy malo. Yo claro... para mí era motivación, pero **era un bucle, como una droga** al final.

BERTA M.: Yo creo que es lo mismo que los niños y las niñas Disney que han sido Britney Spears, Miley Cyrus, toda esa peña. Han terminado *in the* pozo.

CARLOS: *In the* pozo.

(Risas.)

BERTA M.: En plan intoxicación o rehabilitación por trastornos alimentarios o...

CARLOS: Depresiones.

BERTA M.: Drogas. Yo creo que eso es gente muy famosa, que sale a la luz, pero que yo creo que con TikTok y con ese poder de influencia, pues mucha gente tal vez no tiene tantos picos casi por tema de dinero. Miley Cyrus se puede comprar toda la droga del mundo y, en cambio, Paula Gonu no. Paula Gonu es una *instagramer* que ha tenido depresión. No sé hasta qué punto. Tampoco quiero decir depresión, si no es depresión, pero esa chica ha sufrido ansiedad y ha mostrado en las redes que ella no estaba bien. Es decir, que lo veo como que no llegaríamos a una Miley Cyrus, acabar en las drogas de normal... aunque hay gente que sí, obviamente.

MAURA: Pero pierdes el control.

BERTA M.: Pero en cambio lo de TikTok y lo de tener ansiedad ahora está como súper... todo el mundo tiene ansiedad.

CARLOS: Sí.

MAURA: Sí.

NÚRIA: ¿Se ha normalizado?

BERTA.M: Sí.

CARLOS: Sí, máximo, máximo.

BERTA M.: Yo hago meditación.

NÚRIA: ¿Y esto es un círculo? Lo de «tengo ansiedad, voy a terapia». ¿Cómo lo hacéis vosotros?

BERTA M.: Yo intento meditar.

NÚRIA: Yo también.

BERTA M.: Gracias a Carlos y una amiga mía que me recomendaron hacerlo. Pero me cuesta mucho meditar.

MAURA: Yo medito a mi manera. Yo hay veces que antes de ir a dormir me imagino cosas de fantasía, intento dejar de pensar, relajar el cuerpo, estirar. Pero siempre, siempre necesito calmar la mente. Desde hace ya unos años que lo hago casi todos los días.

NÚRIA: ¿Para poder descansar bien? ¿Y os vais a dormir con el móvil?

BERTA M.: Yo sí.

CARLOS: ¿Qué quieres decir ir a dormir con el móvil?

NÚRIA: ¿Qué es lo último que hacéis?

BERTA M.: Yo intento dejarlo antes. Si en media hora me voy a la cama, pues miro el móvil y ya lo dejo. La verdad es que tengo problemas para dormir y las pantallas no me ayudan.

Produce eso también. Yo antes no tenía insomnio y ahora tengo.

CARLOS: Hombre, es que dormir con el móvil al lado es malísimo.

BERTA M.: Las pantallas azules, ¿no?

(El grupo asiente y se queda en silencio.)

MEDIUM (2022) y Supermedium (2024) / Cèl·lula4

There are invisible forces or presences that are moving me.

Meg Stuart, *Moving the archive, interview by Sarah Meuleman*, Youtube, ArtEZ Studium Generale, 2016.

En *MEDIUM (2022) y Supermedium* (2024) se invocan, nos poseen y se exorcizan (a través de nueve bailarinas en *Supermedium* y a través de mí en *MEDIUM*) movimientos y danzas de varios tiempos y espacios. La pieza indaga en la creación y la presentación escénica como ritual, y en el cuerpo como archivo que invoca otros cuerpos. *Supermedium* es un Cèl·lula 4, proyecto producido por el Mercat de les Flors, y es una versión de gran formato inspirada en *MEDIUM,* solo producido, creado y estrenado en Oslo (Noruega).

En *MEDIUM* y *Supermedium* no hay una referencia directa a lo digital pero sí a lo virtual, a lo intangible, a una «presencia fantasmal» o «espectral» de las tecnologías digitales y las experiencias virtuales que filosóficamente haría referencia a la hauntología.[41] En *Los Fantasmas de mi vida* (2017), Mark Fischer concibe la hauntología como agencia virtual, entendiendo el espectro no como algo sobrenatural, sino como lo que actúa sin existir (físicamente).

A través del ensayo de Núria Gómez Gabriel *Espectropolítica: imagen y hauntología en la cultura visual contemporánea,* de 2020, llegué al referente de la película *Ghost Dance* (1983). En un extracto de la película que puede verse en YouTube, Jacques Derrida, en

41 *Hauntología* es un término que Jacques Derrida introdujo en su libro *Spectres de Marx* (1993), que se desarrolla a partir de la palabra francesa *hanté* ('encantado', 'fantasmal', 'espectral') y el concepto *ontología* (el estudio filosófico de lo que existe, que está presente) para hablar del conocimiento no tanto de las presencias, sino de las ausencias que, a pesar de su aparente invisibilidad o irrealidad, se manifiestan.

conversación con Pascal Ogier, se presenta como una especie de ventrílocuo, como un medio a través del cual se canalizan otras voces para conformar la singularidad de su propia voz. En un momento determinado la conversación es interrumpida por una llamada telefónica, momento en que vemos a Derrida hablando con alguien, cuya presencia no se hace visible ya que procede del otro lado del teléfono. Al colgar el teléfono, **Derrida, expone cómo las tecnologías, y en especial las tecnologías de la imagen en la era contemporánea, invocan e intensifican el poder de los fantasmas**. En ese sentido, en *MEDIUM* y en *Supermedium,* con Ingri Fiksdal nos interesaba pensar en danzas que habían cruzado el tiempo y el espacio, que se habían trasladado de un cuerpo fotográfico a un cuerpo digital, a un cuerpo físico material, o a un cuerpo físico humano, poseyéndolos, haciéndolos bailar no solo a través de formas reconocibles y reproducibles de forma exacta, sino a través de rastros, ausencias o afectos que se despliegan y que se manifiestan, del mismo modo que la voz del otro lado del teléfono en la película se nos hace presente a pesar de no verla, no oírla ni saber de dónde procede.

Trabajo de campo y archivo

Durante la función, en *Supermedium* se invocan rastros de danzas, coreografías, coreógrafos, bailarines, pasos, estilos, técnicas y prácticas de movimiento que forman parte del archivo afectivocorporal de las intérpretes. Por *archivo* entendemos todos los movimientos y danzas que forman parte de nuestro cuerpo-memoria. Estos archivos pueden proceder de tiempos y lugares muy distintos, y los podemos haber integrado a través de relaciones personales, a través de la historia y la cultura o a través del mundo visual/virtual.

Los archivos a veces se manifiestan fieles a la fuente, a veces en forma de ausencia, a veces borrados por el tiempo, por la memoria y por el mismo deseo de ser transformados, híbridados o ficcionados, como sucede en los sueños. A veces los archivos toman vida más allá de nuestros cuerpos para bailar a través del sonido, la luz, la escenografía y el vestuario. Durante la función invocamos, canalizamos y exorcizamos los siguientes archivos:

***Blue*, Juan Domínguez** (*performance*, Bélgica, 2009)
Waacking (danza urbana procedente del *punking*, creada en los clubs gais de Los Ángeles, 1970)
Mia Wallace y Vincent Vega (Uma Thurman y John Travolta) en *Pulp Fiction* (película, 1994), coreografía de Lauren Yalango-Grant que combina diferentes pasos y estilos de danza de los sesenta (twist, «the monkey», «the swim», «the Batman» o «batusi»)
Romeo y Julieta (ballet, Italia, 1965), La Scala Opera House, con Julieta bailada por Alessandra Ferri
Lago de los cisnes (ballet, Marius Petipa, Francia, 1895),
Cisne negro (Estados Unidos, película, 2010)
Built to Last, Meg Stuart / Damaged Goods (danza contemporánea, Bélgica, 2012)
Este lugar entre: Prethink and free action. Bea Fernández (Cataluña, 2015)
@yurii_tolochko #dirtymacho #pansexual #caveman (Instagram, 2024)
***Fase*, ROSAS** / Anne Teresa de Keersmaeker (danza contemporánea, Bélgica,1982)
Bailes latinos: salsa (Cuba, 1970), samba (danza afrobrasileña, 1838), cha-cha-chá (Cuba, 1950)
***Blancaneu** (1994)*, Festival de l'Escola Cataluña
María Cabeza de Vaca (bailarina/coreógrafa de danza contemporánea, España, 2024)
What the Body Does not Remember, Última Vez / Wim Vandekeybus (danza contemporánea, Bélgica, 1987)
Técnica Graham (Estados Unidos, técnica de danza moderna desarrollada por Martha Graham entre 1930 y 1950)

Grease. Sandy (Olivia Newton-John, Estados Unidos, película, 1978) «You are the one that y want», *coreografía de Patricia Birch*

Krumping, Ceasare Willis «Tight Eyez» y Jo'Artis Ratti «Big Mijo» (danza afroamericana, 2000)

Hay que venir al sur, Raffaella Carrá (videoclip, España, 1978)

La mama i jo fem voltes agafades de les mans (aportación de archivo por parte de una participante de la práctica abierta *Supermedium,* 2023)

Sirtaki (danza griega coreografiada por Giorgios Provias para la película *Zorba el griego*», 1964

Sardana (danza popular catalana, siglo XVI)

Ballet de la corte (Francia, siglo XVI)

El ball de l'envelat (aportación de archivo por parte de una participante de la práctica abierta *Supermedium,* 2023)

Lambada, Kaoma (videoclip, danza afrobrasileña, 1989)

The exorcist, con Ann Miles haciendo de *stuntwoman en la* escena *spider-walk* (Estados Unidos, 1973)

Sexy Style Dance (procedente del *dancehall*, Jamaica, 1990)

Akram Khan, bailarín coreógrafo (2000), fusión de estilo danza contemporánea y *kathak* (danza clásica de la India).

Billy Goodson, bailarín/coreógrafo de Diana Ross en *Love Hangover (*Caesar's Palace, Las Vegas, 1979)

Los Ángeles de Charlie (Estados Unidos, serie de televisión, 1976-1981)

Lisi Estaras en *VSPRS,* de Alain Platel (danza contemporánea, Bélgica, 2007)

El mar, Àngels Margarit y Agustí Fernández (videodanza, 1990)

Cisne negro, interpretada por Natalie Portman y coreografiada por Benjamin Millepied (Estados Unidos, película, 2010)

Yoga Iyengar, con Alexis Simon (Bélgica, 2015)

Trisha Brown, *Accumulation* (danza moderna, Estados Unidos,1971)

Watermotor, Trisha Brown, vídeo de Babette Mangolte (danza moderna, Estados Unidos, 1978)

Flashdance, interpretada por Jennifer Beals con coreografía de Jeffrey Hornaday (película, Estados Unidos,1983)

La Siesta del Fauno, Vaslav Nijinski (ballet, Francia, 1912)

Desesperada, Marta Sánchez (videoclip, España, 1993)

Sevillanas (danza popular, Andalucía, España, siglo XXVIII)

Floss, YouTube channel JStuStudios (Youtube, Estados Unidos,2014)

Café Müller para el Teatro de Wuppertal, con coreografía de Pina Bausch (danza teatro, Alemania, 1978)

***Crowd,* Gisèle Vienne** (*performance*/danza contemporánea, Francia, 2017)

Chicken Teriyaki challenge*,* coreografía de Natalia Palomares (Canción de Rosalía, TikTok, 2022)

Twerk (estilo de danza de Costa de Marfil), perreo (Puerto Rico, 1990)

***Retrospectiva,* Xavier Le Roy** (*performance*/danza conceptual a la Fundació Antoni Tápies, Cataluña, 2012)

I Believe in You, Kylie Minogue, coreografía de Rafael Bonachela (videoclip, Estados Unidos, 2004)

2 Become 1, Spice Girls (videoclip, Estados Unidos, 1996)

Festival Deltebre dansa, Roberto Oliván (Cataluña, 2008)

Botafumeiro (catedral de Santiago de Compostela, siglo XI)

Techno Viking, Fuckparade Berlín (meme viral, 2020)

Bright Days, Groupe Pluton (danza contemporánea, Bélgica, 2020)

Motomami tour, Rosalía, coreografía de Mecnun Giasar (2022)

Stones & Bones, Rootlessroot (danza contemporánea, Grecia, 2021)

Billie Jean*,* Michael Jackson (videoclip, Estados Unidos, 1982)

Saturday Night Fever, interpretado por John Travolta con coreografía de Lester Wilson (película, Estados Unidos, 1977)

El resplandor*,* las gemelas Grady (película,1980)

The Ring, con el personaje de Samara Morga interpretado por Daveigh Chase (Estados Unidos, película, 2022)

Countdown, Beyoncé, plagio de la coreografía de Anne Teresa De Keersmaeker, de 1983 (ballet Rosas danst Rosas, Estados Unidos -Bélgica, 2011)

Shiva Nataraja (dios hindú, bailarín cósmico, siglo V)

Gorilla, Little Simz (Estados Unidos, 2022)

«Time of my Life», en *Dirty Dancing*, coreografía de Kenny Ortega, discípulo de Gene Kelly (Estados Unidos, película, 1987)

Luis Fruta bailando en la discoteca (Cataluña, bailarín, 2024)

Loïe Fuller, *Serpentine dance* (Estados Unidos, 1891)

Isadora Duncan (Estados Unidos,1877-1927)

Giselle, ballet: acto blanco de las willis, con coreografía de Jules Perrot y Jean Coralli (Francia, 1841)

Possession (película, 1981), escena en el metro interpretada por Isabelle Adjani

Leonora Carrington (pintora, 1917-2011), pinturas de criaturas híbridas y mundos mágicos

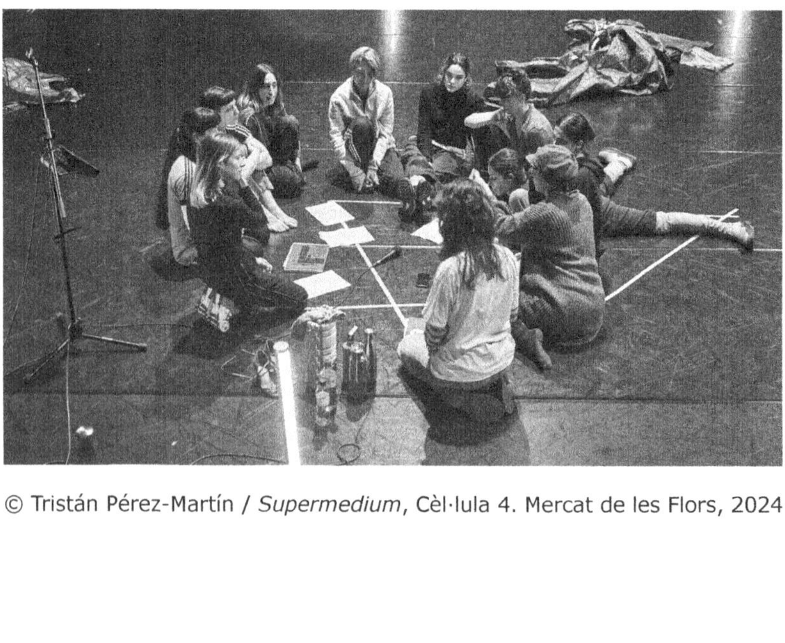

© Tristán Pérez-Martín / *Supermedium*, Cèl·lula 4. Mercat de les Flors, 2024

En MEDIUM, durante la función se citan rastros de danzas de archivos personales, culturales y virtuales. Los movimientos han sido encarnados por Fiksdal/Guiu entre 1987 y 2022, y están referenciados de la siguiente forma: nombre del creador o fuente, título (año de estreno), (año en que fue visualizada/encarnada).

Ruth St. Denis, East Indian Nautch Dance (1944), (2016)
Floss, YouTube channel JStuStudios (2014), (2019)
Kobalt Works / Arco Renz, *MAD* (2010), *CRACK* (2011), *DUST* (2011), *COKE* (2014), *Hanoi Stardust* (2014) e *EAST* (2015), (2010-2015)
Carmen Amaya, *Los Tarantos* (1963), (2006)
Jennie Livingstone, *Paris is Burning* (1990), (2013)
Les Sylphides, Michel Fokine, (1893), (1999)
Giselle, Jean Coralli y Jules Perrot (1841), (1999)
DV8 / Lloyd Newson, *Enter Achilles* (1995) y *The Cost of Living* (2003), (2003)
Pina Bausch, *Café Müller* (1978), *Nelken* (1982) y *Die Klage der Kaiserin* (1990), (2002)
Tiktok, Chicken Teriyaki, challenge y Tot* challenge (2022).
Última vez / Wim Vanderkeybus, *Blush* (2002), (2003)
ROSAS / Anna Teresa de Keersmaeker, *Fase* (1982), (2004)
Mary Wigman, *Hexentanz* (1914), (2012)
Graham technique (desarrollada aprox. 1930-1950), (2001-2004)
Martha Graham, *Lamentation* (1930), (2005)
Xavier Le Roy, *Self Unfinished* (1998), (2000)
Bella Figura, Jiří Kylián, (1995), (1999)
Serpentine dance, Loie Füller, (1891), (2006)
Isadora Duncan, The Blue Danube (1905), (1987)
The Tempest, Glen Tetley (1980), (2012)

Bibliografía

Ahmed, Sara. *Manual de la feminista aguafiestas*. Buenos Aires: Caja Negra Editora, 2023.

Bauman, Zygmunt. *Tiempos líquidos. Vivir en una época de incertidumbre.* Barcelona: Tusquets Editores, 2007.

Bennett, Jane. *Vibrant Matter. A Political Ecology of Things.* Durham: Duke University Press, 2020.

Bowles, Nellie. «Human Contact Is Now a Luxury Good». *The New York Times* (23 marzo 2019). También disponible en línea en: <https://www.nytimes.com/2019/03/23/sunday-review/human-contact-luxury-screens.html>

Butler, Judith. *El género en disputa: Feminismo y la subversión de la identidad*. 1.ª ed., 1990. Nueva York y Londres: Routledge, 2022.

Conde-Salazar, Jaime. «04_La danza del futuro también está en pasado». En: *La danza del futuro*. Madrid: Continta me tienes, 2018. (Escénicas; 19)

Dorlin, Elsa. *La Matriz de la raza: genealogía sexual y colonial del pensamiento racial*. Pamplona: Txalaparta, 2020.

Federici, Silvia. *Ir más allá de la piel. Repensar, rehacer y reivindicar el cuerpo en el capitalismo contemporáneo*. Madrid: Traficantes de Sueños. 2022, p. 70.

Goldman, Emma. *Living My Life.* The Anarchist Library. Nova York, Alfred A. Knopf Inc., 1931. También disponible en línea en: <https://theanarchistlibrary.org/library/emma-goldman-living-my-life>

Haraway, Donna. *Manifiesto para cyborgs: ciencia, tecnología y feminismo socialista a finales del siglo XX*. 1.ª ed., 1991. Mar del Plata (Argentina): Letra Sudaca Ediciones, 2018, p. 13.

Hattenstone, Simon. «Cindy Sherman: Me, Myself and I». *The Guardian* (15 enero 2011). También disponible en línea en: <https://www.theguardian.com/artanddesign/2011/jan/15/cindy-sherman-interview>

Hay, Deborah. *My Body, The Buddhist*. Kindle Edition. Wesleyan University Press, 2000, p. 14 y 24.

Illouz, Eva. *Intimidades congeladas: las emociones en el capitalismo.* Buenos Aires: Katz Editores, 2007.

Larios, Pablo. «Iconoclash». *Frieze Magazine* [en línea] (Londres: Frieze), núm. 161 (12 marzo 2014), p. 1. <https://www.frieze.com/article/iconoclash>

Le Breton, David. «El adiós al cuerpo». En*: Antropología del cuerpo y modernidad*. Buenos Aires: Prometeo Libros, 2021, p. 318-319.

Leigh Foster, Susan. *Choreographing Empathy. Kinesthesia in Performance*. Londres: Routledge, 2011.

Lepecki, André. «El cuerpo como archivo: el deseo de recreación y las supervivencias de las danzas». En: *Lecturas sobre danza y coreografía*. Isabel de Naverán y Amparo Écija (ed.). UCLM: Artea, 2013.

López Arnaiz, I.; López Fernández, R. *Coreografiar lo invisible. Danza, arte y esoterismo en los albores del sigloXX*. Vitoria-Gasteiz: Sans Soleil Ediciones, 2023, p. 14. (Lingua Ignota; 8)

Massumi, Brian. *Parables for the Virtual: Movement, Affect, Sensation*. Durham: Duke University Press, 2002, p. 25-27.

Pink, Sara. «Situating Sensory Ethnography: From Academia to Intervention». En: *Doing Sensory Ethnograph*. Thousand Oaks (California): SAGE Publications Ltd., 2009, p. 14. También disponible en línea en: <http://dx.doi.org/10.4135/9781446249383.n2>

Preciado, Paul B. *Un apartamento en Urano. Crónicas del cruce*. 4.ª ed. Barcelona: Editorial Anagrama, 2020.

Schechner, Richard. *Performance studies: An introduction.* Sara Brady (ed.). Londres: Routledge, 2002.

Schneider, Rebecca. «Performance Remains». *Performance Research. A Journal of the Performing Arts* [en línea] (Londres: Routledge), vol. 6, núm. 2 (2001), p. 100-108. <10.1080/13528165.2001.10871792>

Senft, Theresa M. «Microcelebrity and the Branded Self». En: Hartley, John; Burgess, Jean y Bruns, Axel (eds.). *A Companion to New Media Dynamics.* Nueva Jersey: Hoboken, 2013.

Soto Calderón, Andrea. *La performatividad de las imágenes.* Santiago de Chile: Ediciones Metales Pesados, 2020.

Spini, Ruben. «Terra incognita. A conversation with Caterina Barbieri». *Flash Art* [en línea] (Milán: Flash Art Studies), n.º 335 (15 agosto 2021). <https://flash---art.com/article/terra-incognita-a-conversation-with-caterina-barbieri/>

Steyerl, Hito. *Los condenados de la pantalla.* Buenos Aires: Caja Negra Editora, 2020.

Taylor, Diana. *El archivo y el repertorio. La memoria cultural performática en las Américas*. Santiago de Chile: Ediciones Universidad Alberto Hurtado, 2015.

Viveiros de Castro, Eduardo. *La mirada del jaguar. Introducción al perspectivismo amerindio*. Buenos Aires: Tinta Limón, 2013.

Zafra, Remedios. *El Entusiasmo*. *Precariedad y trabajo creativo en la era digital*. Barcelona: Anagrama, 2017, p. 31.

Zafra, Remedios. *Un cuarto propio conectado. (Ciber)espacio y (auto) gestión del yo*. Madrid: Fórcola Ediciones, 2010.

Zemeckis, Robert. *Regreso al Futuro*. Estados Unidos: Amblin Enterteinment. Universal Pictures, 1985.

AGRADECIMIENTOS

La mesa en que escribo este volumen de *Paragrafías* es la misma mesa en la que como, doblo la ropa, estudio y hago reuniones *online* para distribuir, producir y crear mis espectáculos. Es la misma a cuyo lado, entre pared y sillas, de vez en cuando extiendo una colchoneta de yoga para estirar, meditar, bailar o hacerme una selfi de autopromoción.

A todas las que seguís bailando y creando aún sin saber si llegaréis a fin de mes. A todas las que os levantáis cada mañana y pensáis que lo dejáis, pero no lo hacéis. También a las que reunís la fuerza u os veis forzadas a hacerlo, a «escoger» no morir cada mañana ante la incertidumbre y la inestabilidad de este trabajo. Muchas gracias al Mercat de les Flors, a Àngels Margarit y al Institut del Teatre por esta propuesta, que he disfrutado muchísimo haciendo. A Ester Vendrell por todas las reflexiones y conversaciones en torno a la mirada y la estructura de todo lo que he escrito. A todos los espacios de residencia que me han acogido como coreógrafa: Centre de Creació de Dansa i Arts Vives Graner de Barcelona, La Caldera Les Corts, Cra'p de Mollet del Vallés, Sala Hiroshima, Konvent.0 y La Poderosa. A Elena Carmona, Oscar Dansi, Cristina Riera, Esther Freixa, Gastón Core, Catherine Allard, Rut Solé y Tena, por la escucha, la apuesta y el amor que ponéis en lo que hacéis y que me llega. A los que hacéis crítica de danza y que con vuestras entrevistas y diálogos habéis hecho crecer mi trabajo. A Oriol Puig Taulé, Nil Martín, Paula Castillo, Clàudia Brufau, Júlia Beltrán, Andreu Gomila. A todas las personas que me acompañáis o me habéis acompañado en mis trabajos desde producción, administración y distribución con las que hemos trabajado lo que no está escrito, especialmente Ariadna Miquel y Fani Benages. Gracias a mi familia, a Josep M. y a M. Antònia, que me han apoyado siempre en este camino, a pesar del miedo que da ver a una hija apostar con tanta fuerza por una profesión que todos sabemos que es casi imposible de sostener en nuestro país. A los que me distéis un Premi Nacional de Cultura en 2022, a la edad de treinta y siete años, con una carrera por delante que ojalá encuentre la forma de mantener y desarrollar. A todas las artistas con las que comparto o he compartido charlas, procesos de creación, pensamiento o práctica y que sois inspiración. A las Supermediums por ser tan increíbles. A Glòria Ros, Sílvia Cepero, Sonia Gómez y Rosa Hostench por estar siempre ahí.